LE MAL DE DOS

Un guide complet pour le soulager

Couverture : **PodToDigital**

Léa Vitaleco

LE MAL DE DOS

Un guide complet pour le soulager

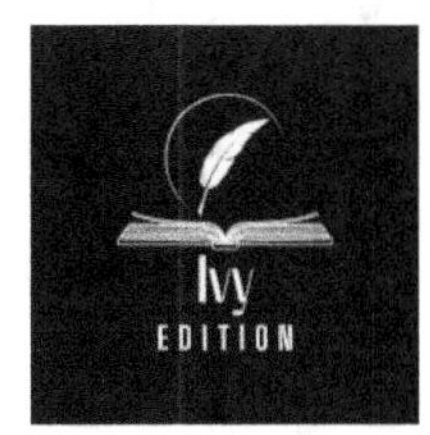

DISCLAIMER

L'éditeur et l'auteur ne font aucune garantie concernant le niveau de succès que vous pourriez rencontrer en suivant les conseils et les stratégies contenus dans ce livre, et vous acceptez le risque que les résultats diffèrent pour chaque individu. Les témoignages et exemples fournis dans ce livre montrent des résultats exceptionnels, qui peuvent ne pas s'appliquer au lecteur moyen, et ne sont pas destinés à représenter ou à garantir que vous obtiendrez des résultats identiques ou similaires.

SOMMAIRE

INTRODUCTION

Depuis mon plus jeune âge, j'ai été frappé par l'ampleur du mal de dos, une affection qui affecte la vie de millions d'adultes à travers le monde. En effet, près de 10% à 15% de la population mondiale souffre de douleurs au dos, faisant du mal de dos l'une des affections les plus répandues à l'échelle planétaire. Ses répercussions peuvent être dévastatrices, allant de douleurs aiguës et intermittentes à des souffrances chroniques et persistantes qui entravent la mobilité et altèrent considérablement la qualité de vie.

La constatation de cette problématique m'a poussé à approfondir mes connaissances sur les causes et les traitements envisageables du mal de dos. J'ai entrepris des échanges avec des professionnels éminents dans le domaine de la physiothérapie et du massage, tout en sollicitant l'expertise de médecins reconnus pour mieux appréhender les diverses formes que cette affection peut revêtir. De plus, j'ai entrepris des recherches approfondies afin de découvrir des moyens pratiques pour soulager efficacement les douleurs dorsales et prévenir leur apparition

Au cours de mes investigations, j'ai été confronté à de poignantes histoires de personnes dont la vie avait été chamboulée par le mal de dos. Des individus qui se trouvaient dans l'incapacité de travailler ou d'accomplir les tâches les plus simples de la vie quotidienne en raison de douleurs insoutenables. Des personnes contraintes de dépendre de médicaments pour alléger leur souffrance et mener une vie normale. J'ai alors pris conscience de l'impact délétère que peut avoir le mal de dos sur la qualité de vie de nombreuses personnes, et j'ai résolu d'agir pour apporter mon aide aux personnes touchées par ce problème de santé.

C'est dans cet esprit que je vous présente **"LE MAL DE DOS : Un guide complet pour son soulagement"**. L'objectif de ce livre est de fournir des informations précieuses et pragmatiques pour aider les personnes souffrant de douleurs dorsales à trouver un réel soulagement. Mon ambition est également de sensibiliser chacun à l'importance de prévenir les problèmes de dos en offrant des conseils avisés et des astuces pour en éviter l'apparition.

Au fil des pages qui suivent, vous découvrirez des informations approfondies sur les différentes formes que peut prendre le mal de dos, les causes potentielles ainsi que des méthodes pratiques pour soulager la douleur et prévenir les récidives. J'ai rassemblé les précieux conseils de professionnels de la santé tels que des kinésithérapeutes, des masseurs et des médecins, afin de vous aider à trouver les solutions les mieux adaptées à votre situation.

Je suis convaincu que ce livre peut représenter une ressource inestimable pour toutes les personnes souffrant de douleurs au dos, ainsi que pour ceux désirant anticiper leur apparition. En explorant les causes sous-jacentes du mal de dos et les diverses approches pour son soulagement, nous pouvons contribuer à améliorer considérablement la qualité de vie de tous ceux touchés par cette affection largement répandue.

1

Partie 1 : CE QU'IL FAUT SAVOIR SUR LE MAL DE DOS

LE MAL DE DOS, QU'EST-CE QUE C'EST ?

La cause d'une sensation d'inconfort au niveau du dos peut provenir des muscles, des os, des articulations ou d'autres structures de la colonne vertébrale, du système nerveux. Les maux de dos peuvent se manifester pendant une période relativement courte ou être chroniques, constants ou intermittents. Vous n'êtes pas seul si c'est le cas pour vous. Le mal de dos est l'une des plaintes les plus courantes de l'humanité. Certains chercheurs considèrent le mal de dos comme la cinquième raison la plus courante de consulter un médecin. neuf adultes sur dix ont déjà ressenti des maux de dos importants dans leur vie. Comment les maux de dos sont-ils classés :

Classement anatomique :

- Dans la région cervicale
- Dans la poitrine
- Dans le bas du dos
- Dans la région coccygienne

Classement par durée :

- Aigu (moins de 4 semaines)
- Subaigu (4-12 semaines)
- Chronique (plus de 12 semaines)

Classement pour des raisons de survenance :

- Douleurs "non spécifiques" (jusqu'à 98 % de toutes les douleurs dorsales)
- Douleur due à des dommages aux racines de la colonne vertébrale (radiculopathie)
- Douleur associée à la sténose spinale
- Douleur résultant d'autres maladies (par exemple : lésions métastatiques)

Une hernie discale est la cause la plus fréquente de douleur radiculaire et survient le plus souvent avec des modifications des disques intervertébraux des deux vertèbres lombaires inférieures.

Souvent, les maux de dos ne nécessitent pas d'intervention médicale immédiate ; la grande majorité des douleurs disparaissent d'elles-mêmes. Cependant, l'apparition de symptômes tels que, des troubles du transit intestinal, l'incontinence ou rétention urinaire et la faiblesse progressive des jambes doit être prise très au sérieux. Dans le même temps, une diminution de la qualité de vie, de la capacité de travail ; des troubles du sommeil, des problèmes de conduite automobile font que certaines personnes jugent bon de se tourner vers un neurologue. Une personne souffrant de maux de dos ne peut établir un diagnostic précis par elle-même, ne serait-ce que parce que les symptômes qui surviennent pour diverses raisons peuvent être très similaires et qu'il est impossible d'établir un diagnostic sans un examen particulier. La prise incontrôlée d'analgésiques ne fait que réduire l'effet pour un laps de temps et ne peut pas résoudre complètement le problème. Une personne sur dix dans le monde souffre de maux de dos. Cette condition entraîne une diminution de la capacité de travail et limite considérablement le mode de vie habituel. Dans certains cas, les maux de dos peuvent être le symptôme d'une maladie grave, dont le traitement est le plus efficace lorsqu'il est diagnostiqué tôt. Par conséquent, si des symptômes désagréables apparaissent dans le dos, en particulier dans les parties inférieures, il est recommandé de consulter un médecin. Le spécialiste établira un diagnostic objectif et élaborera un schéma de traitement et de rééducation ciblé.

J'ai moi-même longtemps souffert de ce mal. J'en souffre encore quelque fois et c'est tout à fait normal d'avoir mal au dos quelque fois sous l'effet de la fatigue mais à l'époque, c'était bien plus grave.

A vrai dire, tout a commencé depuis mon plus jeune âge. Il faut savoir que je suis quelqu'un de très timide et cela ne m'a pas beaucoup aidé. Dès mon plus jeune âge j'avais pris l'habitude baisser les yeux devant les gens et donc la tête, ce qui engendrait peu à peu le fait que je baisse les épaules et par conséquent, je finis par adopter une mauvaise posture lorsque je marchais.

Peu à peu, je finis par adopter une démarche avec le dos voûté. Mes parents me faisaient tout le temps la remarque et me grondaient même parfois… « Tu auras des maux de dos plus tard à force de marcher comme cela » me répétait ma mère. Mais je n'y prêtais pas attention, d'autant plus que je trouvais ma posture normale et je pensais même qu'ils en faisaient trop, à tout le temps me faire des reproches comme cela. Plus les années passaient et je m'habituais et effectivement, les problèmes commençaient déjà à l'âge de 15 ans où je me plaignais de maux de dos. Je vous explique ce qui m'arrivait : Lorsque je restais assise pendant quelques heures à travailler (réviser mes cours), je me relevais avec des douleurs au dos surtout à partir du cou en descendant jusqu'au milieu du dos ; je ressentais comme une forte tension dans cette zone, ce qui m'empêchait même parfois de bouger pendant quelques minutes parce que le moindre mouvement brusque me faisait atrocement mal.

Je banalisais un peu ce qui se passait car je me disais que c'était normal et que c'était simplement la fatigue qui engendrait ces douleurs passagères. La colonne vertébrale supporte une charge mécanique colossale, mais en même temps, c'est la formation anatomique la plus complexe, dans laquelle les structures circulatoires, vertébrales et de soutien qui innervent tout le corps humain sont étroitement liées. C'est pourquoi les changements au niveau de la colonne vertébrale entraînant une compression ou une irritation des éléments de la colonne vertébrale peuvent se manifester par une pathologie de tous les organes internes (maux de tête, dystonie vasculaire, hypertension, arythmie, dysfonctionnement sexuel, etc.). La plupart des gens, de temps en temps, ont des problèmes de dos et ressentent des douleurs dans le bas du dos, le cou ou le milieu du dos.

En fait, les maux de dos sont la plainte physique la plus courante chez les adultes et une des principales causes d'incapacité temporaire. Les maux de dos peuvent être légers ou graves, et la douleur peut être de courte durée ou chronique.

Les maux de dos comprennent : les douleurs dans les muscles et les tendons, les douleurs causées par les hernies discales, les fractures ou autres problèmes. Le plus souvent, les maux de dos cachent une longue histoire.

Le plus souvent, les maux de dos sont causés par des maladies de la colonne vertébrale. La structure de la colonne vertébrale est conçue pour des charges extrêmes ; elle est suffisamment stable pour qu'une personne puisse marcher (se tenir debout) et suffisamment flexible pour faire bouger le torse.

Une colonne vertébrale saine a une forme de S allongée lorsqu'elle est vue de côté et présente des courbes naturelles dans la colonne lombaire, thoracique et cervicale. La colonne vertébrale est la principale partie de soutien du corps. De plus, elle protège la moelle épinière et les racines de la moelle épinière grâce à sa structure osseuse, assurant ainsi l'innervation normale des organes et des tissus.

Entre chacune des 24 vertèbres se trouvent des disques intervertébraux qui remplissent une fonction d'absorption des chocs.

LA TYPOLOGIE DU MAL DE DOS

La douleur est une expérience sensorielle et émotionnelle désagréable causée par des lésions tissulaires existantes ou potentielles. La durée des maux de dos peut être différente selon la cause, il en existe donc 3 types :

- Mal de dos aigu : dure jusqu'à 6 semaines ;
- Mal de dos subaigu : présent depuis plus de 6 semaines ;
- Mal de dos chronique : dérange une personne pendant plus de 3 mois.

Compte tenu des causes de la douleur dans le dos, celle-ci peut être spécifique ou non spécifique. Le plus souvent, dans la pratique clinique, des douleurs non spécifiques peuvent survenir à tout âge. Cette condition est caractérisée par l'absence d'une relation causale claire entre les symptômes et les données objectives de l'examen. Un traitement précoce pourra permettre d'interrompre l'impulsion de la douleur.

Les médecins parlent de maux de dos spécifiques si un ou plusieurs processus pathologiques ont été découverts lors d'une recherche diagnostique approfondie. Dans ce cas, les mécanismes conduisant au développement du syndrome douloureux peuvent être :

- Une compression des structures nerveuses ;
- Des lésions inflammatoires des articulations de la colonne vertébrale ;
- Une instabilité de différents segments de la colonne vertébrale (le plus souvent la région lombaire en souffre) ;
- Des dommages aux muscles et aux fascias.

Selon la cause sous-jacente, les maux de dos spécifiques sont classés comme suit :

- Discogène : la raison réside dans la défaite du disque intervertébral
- Radiculaire : les maux de dos sont dus à la compression des racines nerveuses sortant de la moelle épinière à travers les foramens intervertébraux ;

- Myofascial : la douleur survient en raison de lésions des muscles entourant la colonne vertébrale et / ou des membranes du tissu conjonctif qui les recouvrent ;
- Articulaire : la douleur est provoquée par l'arthrose facettaire-articulaire.

Les maux de dos spontanés, qui surviennent sans raison apparente, se distinguent dans une catégorie distincte.

Lorsque j'eus 21 ans, je décidai de déménager, car j'avais loué un appartement et je voulais vivre seule. Je me souviens avoir ressenti une douleur dans le bas du dos quelques jours après avoir déménagé. Mais je ne me souvenais d'une blessure particulière qui aurait causé cette douleur, par contre j'avais dû soulever, porter des charges un peu lourdes bien que j'aie reçu de l'aide et je me rappelle que j'ai dû me pencher beaucoup pendant ce déménagement surtout lorsqu'il a fallu décharger le véhicule qui avait transporté toutes mes affaires jusqu'à mon nouvel appartement. Vous vous demandez sûrement comment est-ce que je me suis retrouvée à décharger le camion toute seule. Eh bien c'est une très longue histoire…Mais en gros je n'avais pas assez de sous pour charger quelqu'un de le faire et je m'en sentais très bien capable. C'était une de mes voisines qui avait bien accepté de me rendre un service en conduisant le vieux camion de mon père qui transportait mes affaires, je n'allais pas en plus lui demander de jouer les déchargeurs de camions pour moi. Je devais donc me débrouiller seule et elle avait d'autres choses à faire. Elle devait donc passer ramener le camion, le soir.

Sur le moment, pendant que je déchargeais le camion, j'ai ressenti quelques tiraillements dans mon dos mais n'y ait pas prêté attention. Cependant, au cours des jours qui ont suivi, la douleur a augmenté progressivement et est devenue très intense, irradiant parfois l'arrière de ma cuisse.

Pourtant je me portais très bien à part le fait que j'étais un peu en surpoids à cette époque. Il est vrai que j'avais eu quelques épisodes de douleurs dorsales dans le passé, mais elles n'étaient jamais assez sévères pour que je consulte. Je ne faisais pas non plus de sport ou d'exercice régulier, à part courir après mes deux petits cousins qui venaient parfois nous rendre visite avec leurs parents chez mon père (ils avaient 4 et 5 ans). Je restais souvent assise la majeure partie de la journée.

C'était la première fois que j'étais autant inquiète concernant un son mal de dos, en particulier du fait que le mal descendait parfois dans la cuisse, et je demandais si je devais consulter.

LES ORIGINES OU CAUSES DU MAL DE DOS

Le mal de dos fait référence aux problèmes qu'une personne crée essentiellement par elle-même. Les problèmes de dos et les maux de dos sont le plus souvent causés par de mauvaises habitudes qui se sont accumulées sur une longue période. Ces mauvaises habitudes incluent :

- Mauvaise posture en marchant
- Surtension pendant le travail
- Mauvaise posture au bureau ou en conduisant
- Entorses ou extensions répétitives de la colonne vertébrale, ou port anormal de charges lourdes.

Les résultats des habitudes apparaissent rarement immédiatement, mais le plus souvent leurs effets négatifs s'accumulent avec le temps. L'un des types de maux de dos les plus courants est la douleur associée à la tension des muscles entourant la colonne vertébrale. Le plus souvent, les maux de dos associés à des tensions musculaires surviennent dans la colonne lombaire et dans la région cervicale. Si la tension musculaire est associée au fait de soulever des objets lourds, la douleur peut être atroce. Parfois, le mal de dos survient sans raison apparente. Dans de tels cas, on parle de maux de dos non spécifiques. Une telle douleur peut se développer en raison de muscles affaiblis qui ne peuvent pas faire face aux activités quotidiennes telles que la marche, la flexion et l'extension. De plus, une telle douleur non spécifique peut être déclenchée par un mauvais sommeil, une fatigue générale ou une exposition à une situation stressante.

La douleur chronique dans le syndrome de la douleur myofasciale est due à une tension musculaire localisée. Parfois, cette tension musculaire localisée est due au stress ou à d'autres problèmes émotionnels. La grossesse est souvent la cause de la maladie et cela est dû à la fois aux changements hormonaux dans le corps de la femme, à la prise de poids et au stress excessif sur la colonne vertébrale et les jambes.

Les blessures dans les sports de contact, les accidents et les chutes peuvent également causer des problèmes de dos, allant des plus légers sous forme de fatigue musculaire aux plus graves, comme les blessures à la colonne vertébrale et à la moelle épinière.

Il est important de comprendre que le mal de dos est l'un des symptômes de la maladie et non un diagnostic. Les conditions médicales pouvant causer des maux de dos comprennent les suivantes :

- **Problèmes mécaniques** : Les problèmes mécaniques sont liés aux mouvements de la colonne vertébrale ou aux sensations qu'une personne éprouve lors de l'exécution de certains mouvements. La cause mécanique la plus fréquente est la dégénérescence des disques intervertébraux (ostéochondrose), lorsque des changements involutifs se produisent dans les disques intervertébraux ainsi qu'une détérioration des fonctions d'amortissement des disques, cela entraîne des douleurs. Les modifications dégénératives des articulations de la colonne vertébrale (spondylarthrose) sont une autre cause de maux de dos. Les autres causes mécaniques comprennent les spasmes musculaires, la tension musculaire et les hernies discales.

- **Traumatisme** : Les blessures à la colonne vertébrale, telles que les luxations et les fractures, peuvent causer à la fois des douleurs aiguës et des douleurs chroniques. Les entorses, les déchirures des ligaments qui soutiennent la colonne vertébrale, peuvent survenir en tordant le torse ou en soulevant des poids de manière incorrecte. Les fractures vertébrales sont souvent le résultat de l'ostéoporose, une maladie dans laquelle la densité osseuse est altérée. Moins fréquemment, les maux de dos peuvent être causés par des blessures plus graves résultant d'accidents et de chutes.

- **Conditions et maladies acquises** : De nombreuses conditions médicales peuvent causer ou contribuer à la douleur. Ceux-ci comprennent la scoliose la cyphose la cyphoscoliose, qui ne cause généralement pas de douleur avant la quarantaine. Des maladies telles que l'ostéoporose sont indolores en elles-mêmes, mais peuvent entraîner des fractures vertébrales, qui se manifesteront par une douleur intense. Les autres causes de maux de dos comprennent la grossesse, les infections rénales ou la lithiase urinaire, l'endométriose, la fibromyalgie, qui se caractérise par une fatigue chronique et des douleurs musculaires généralisées.

- **Infections et tumeurs** : Bien que les infections ne soient pas des causes courantes de la maladie, elles peuvent tout de même causer de la douleur. Si le tissu osseux est affecté, on parle alors d'ostéomyélite, mais si l'infection affecte les disques intervertébraux, on parle alors de discite. Les tumeurs sont également des causes relativement rares de douleur. Parfois, les tumeurs de la colonne vertébrale sont primaires, mais le plus souvent, les tumeurs ont une origine métastatique et le foyer principal est situé dans une autre partie du corps.

Bien que les causes des maux de dos soient généralement physiques, il est important de comprendre que le stress émotionnel peut jouer un rôle à la fois dans l'intensité de la douleur et dans sa durée. De plus, le stress et l'état émotionnel peuvent affecter le tonus des muscles squelettiques. Ainsi, en présence de dépression et d'anxiété, les maux de dos peuvent être plus intenses. De plus, l'insomnie ou le manque de sommeil peuvent également contribuer à l'apparition ou à l'aggravation de la douleur.

Le mal de dos n'est qu'un symptôme. De nombreuses maladies du péritoine et des organes pelviens peuvent provoquer des douleurs rachidiennes (appendicite, anévrisme, maladies des reins, de la vessie, infections et maladies inflammatoires des organes pelviens).

Les Facteurs de risque :

- Plus de 40 ans
- Sexe masculin
- L'hérédité
- Présence d'un traumatisme dans le passé
- Accouchement ou grossesse
- Chirurgie de la colonne vertébrale dans le passé
- Malformations congénitales de la colonne vertébrale.
- Manque d'exercice régulier
- Un travail ou une activité qui nécessite une position assise prolongée et le soulèvement de poids lourds.
- effort physique intense.

- Surpoids : L'excès de poids, en particulier avec l'accumulation de graisse autour de la taille, peut augmenter la charge sur le dos. De plus, ces personnes ont généralement des muscles faibles et une mobilité limitée.
- Mauvaise posture. Une mauvaise posture entraîne une violation de la répartition des vecteurs de charge et des tensions musculaires, des spasmes musculaires et des manifestations douloureuses.
- Stress : On pense que le stress et d'autres facteurs émotionnels jouent un rôle important dans les maux de dos, en particulier dans les douleurs chroniques. De nombreuses personnes contractent sans le savoir leurs muscles du dos lorsqu'elles sont stressées.
- Utilisation à long terme de médicaments (tels que des stéroïdes) qui entraînent un affaiblissement du tissu osseux.
- Maladies pulmonaires entraînant une toux chronique.
- Grossesse récente ;
- Travail hypodynamique : au bureau, à l'ordinateur, en conduisant une voiture ;
- Travail en position debout : coiffeurs, serveurs et vendeurs, annonceurs de rue, chirurgiens, enseignants ;
- Surcharge de formation ;

Des douleurs dans la colonne vertébrale peuvent survenir immédiatement après des blessures, des pathologies des vertèbres, des ligaments et des disques, des lésions des tissus mous. Cela dépend de la position du corps, du niveau d'activité physique, mais cela peut aussi se refléter, par exemple, dans les maladies des organes internes. Dans une certaine mesure, le dos lui-même est vulnérable en raison de sa structure.

La pièce maitresse du dos est la colonne vertébrale, qui assure les fonctions de soutien, de protection, de motricité et d'amortissement.

Les maux de dos sont généralement dus au cartilage des disques intervertébraux, des muscles et des ligaments, qui ont tendance à s'user avec le temps avec le mauvais mode de vie et à provoquer des maladies dégénératives du système musculo-squelettique.

À l'intérieur de la colonne vertébrale se trouve la moelle épinière, ses racines appariées innervent presque tous les organes et tissus. Toute perturbation de ce système complexe peut provoquer des douleurs. Plus souvent que d'autres, la région cervicale et lombaire souffre en raison de ses charges et de sa mobilité les plus importantes.

Une douleur aiguë peut survenir avec une protrusion discale, une spondyloarthrite, une épidurite de la moelle épinière, un ostéochondrose, une hernie intervertébrale, une appendicite atypique et une occlusion intestinale, des calculs rénaux, des fractures et des entorses, des accidents vasculaires cérébraux de la moelle épinière, une inflammation des appendices chez la femme et un cancer de la prostate chez les hommes. Les conditions de sommeil sont également importantes. Le lit ne doit pas être trop dur ou mou ; dans tous les cas, une personne pourrait involontairement prendre une position inconfortable et non physiologique pendant un rêve, ce qui provoque une surcharge musculaire et ne permet donc pas au dos de se reposer la nuit.

Quelle est la position de sommeil la plus avantageuse ?

Une personne passe environ un tiers de sa vie à dormir. Pendant le sommeil, le corps se repose, se renouvelle et se régénère. Un sommeil sain et complet est la clé d'une bonne santé et un élément important d'une vie longue et saine. Au repos, la position du corps est importante. Quelle est donc la position de sommeil la plus bénéfique ?

Sur le dos

- Les avantages

Les muscles du visage se détendent, une circulation sanguine optimale est assurée avec une libre circulation de l'oxygène vers les cellules de la peau et l'élimination des toxines ; Dormir sur le dos aide à éviter l'apparition des rides et préserve la jeunesse de la peau ; Dans cette position, l'estomac et les autres organes abdominaux ne sont pas comprimés, ce qui empêche le contenu de l'estomac de pénétrer dans l'œsophage.

Dormir sur le dos aide à réguler l'acidité de l'estomac, ce qui est particulièrement important pour les personnes souffrant de troubles pancréatiques. La pose est idéale pour la prévention de l'ostéochondrose. Mais seulement si des matelas et des oreillers ergonomiques et orthopédiques correctement sélectionnés sont utilisés. Ils vous permettent de retirer la charge des disques intervertébraux et des muscles du dos, qui reçoivent une relaxation complète.

- Les inconvénients

Dormir sur le dos exacerbe les symptômes tels que le ronflement, l'apnée du sommeil et le bruxisme (grincement des dents). Cependant, cette position couchée est considérée comme la position de sommeil la plus correcte.

Sur le côté

- Les avantages

C'est la position dite fœtale, qui réduit la pression sur le bas du dos et aide à réduire la douleur lors des brûlures d'estomac ; cette position ouvre les voies respiratoires et convient mieux à ceux qui ronflent pendant leur sommeil. En position latérale sur un matelas de qualité, la colonne vertébrale se détend, acquérant une position et une forme naturelles.

- Les inconvénients

Avec cette position, les muscles des bras et des jambes peuvent s'engourdir pendant le sommeil ; Il est extrêmement important d'avoir un bon oreiller qui soutiendra le cou dans la bonne position ; autrement, il n'est pas conseillé de dormir dans cette position ; Affecte négativement la colonne cervicale ; dormir sur le côté gauche n'est pas recommandé pour ceux qui ont des problèmes cardiaques et de l'hypertension.

Sur le ventre

- Les avantages

Dans cette position, les états de ballonnement s'améliorent. Généralement, on fait coucher les petits enfants sur le dos lorsqu'ils ont des coliques. Souvent, cette position est choisie inconsciemment par ceux qui ont des problèmes de digestion.

- Les inconvénients

Dans cette position, une douleur peut survenir dans la colonne cervicale, car elle est dans un état non naturel ; l'apport sanguin au cerveau se détériore du fait que l'une des artères vertébrales est comprimée. La colonne cervicale est dans une position non naturelle dans laquelle les vertèbres sont étirées et comprimées ; cela peut entraîner un pincement du nerf, de plus, après avoir dormi dans cette position le matin, des douleurs lancinantes apparaissent souvent dans le cou.

Important à savoir

Vous pouvez consciemment adopter la position de sommeil la plus bénéfique, cependant, après s'être endormi, vous changez souvent de position corporelle plus d'une fois. Par conséquent, pour un sommeil sain et une vie intime, tout au long de la nuit, une literie ergonomique, un matelas et des oreillers confortables sont très importants, ce qui permettra au corps de se reposer dans n'importe quelle position.

Si vous vous retournez souvent pendant votre sommeil sans raison apparente, vous devriez penser à changer de matelas et d'oreiller.

De plus, pour un sommeil réparateur, un exercice modéré à l'air frais est essentiel.

Faisons un tour sur les maladies associées aux articulations et à la colonne vertébrale

Toutes les pathologies dans lesquelles des maux de dos surviennent ont une base commune : une charge inégale sur la colonne vertébrale.

- La spondylarthrite ankylosante est une inflammation chronique des ligaments et des articulations qui provoque des spasmes chroniques des muscles environnants. Le processus est auto-immun, au fil du temps, les vertèbres commencent à se développer ensemble, ce qui perturbe considérablement le fonctionnement de la colonne vertébrale.
- Spondylolisthésis : les vertèbres sont dans une position anormale. En termes plus clairs, c'est un glissement vers l'avant d'une vertèbre par rapport à la vertèbre située juste en dessous.
- L'ostéochondrose : les disques intervertébraux s'amincissent, se fissurent, sont remplacés par du tissu osseux. L'amortissement devient impossible.
- La polyarthrite rhumatoïde est une inflammation auto-immune des articulations. Elle affecte le plus souvent la région cervicale.
- L'ostéomyélite est une inflammation de la moelle osseuse et des tissus mous environnants. Elle provoque une douleur intense.
- La maladie de Reiter est une lésion rhumatismale simultanée du tractus urogénital, des articulations et de la conjonctive des yeux. Les petits muscles du dos sont touchés. Plus souvent caractéristique des jeunes, elle se développe progressivement. La douleur est intense le matin et diminue le soir.
- Sténose spinale : la cause peut être une hernie discale, une protrusion (protrusion dans le canal rachidien). Le plus souvent, le processus implique les racines les plus basses de la moelle épinière, qui innervent les jambes. La douleur est ressentie du bas du dos au pied, s'intensifie à la fois au repos et lors de la marche.
- Syndrome des facettes : lésions des articulations intervertébrales (facettes). Généralement Le soir, l'état s'aggrave, après le repos, il s'améliore. Il survient plus souvent chez les personnes âgées.

Faisons un tour sur les maladies associées aux muscles

Les maladies des muscles du dos peuvent être très différentes dans la nature de l'apparition et de la manifestation du processus pathologique. Les causes des maladies des muscles du dos peuvent être une inflammation, une intoxication, héréditaire, auto-immune, un traumatisme.

- La fibromyalgie : c'est un syndrome douloureux allant du cou au bas du dos. Des symptômes neurologiques peuvent se joindre : sensibilité accrue lors d'appuis sur certains points du dos, courbatures…
- Polymyosite : survient lors d'hypothermie, de blessures, d'entorses ou d'un effort physique intense. Une faiblesse musculaire apparaît, dans laquelle même se tourner sur le côté est douloureux et problématique.
- La dermatomyosite : c'est une maladie chronique des muscles, des organes et de la peau, souvent de nature auto-immune.

QUELS EN SONT LES SYMPTOMES ?

La plupart d'entre nous, avons déjà souffert de maux de dos au cours de notre vie. Il existe de nombreuses causes de maux de dos comme nous venons de le voir. Bien que celles-ci puissent être différentes, il s'agit le plus souvent des mêmes symptômes.

- Douleur ou raideur persistante dans n'importe quelle partie de la colonne vertébrale, de la base du cou au coccyx
- Douleur aiguë et localisée dans le cou, le haut du dos ou la partie inférieure, en particulier après avoir soulevé des objets lourds ou lors d'activités intenses. (La douleur supérieure peut également être le signe d'une crise cardiaque ou d'autres conditions potentiellement mortelles.)
- Douleur chronique dans la partie médiane ou inférieure du dos, surtout après une position assise ou debout prolongée.
- Douleur dans le bas du dos irradiant vers les fesses.
- Incapacité à se tenir droit.

Mais il y a des symptômes en plus qui nécessitent une attention médicale.

- La douleur s'aggrave en toussant ou en se penchant en avant, ce qui peut être le signe d'une hernie discale.
- La douleur s'accompagne de fièvre, des mictions douloureuses, ce qui peut être le signe d'une infection des voies urinaires.
- Un dysfonctionnement intestinal ou vésical
- Malaise accru même après le repos.
- Douleur qui dure plus d'un mois
- Des douleurs nocturnes

Diagnostic

En raison du fait que la cause des maux de dos peut être à diverses conditions, une collecte minutieuse de l'anamnèse et des symptômes par le médecin est importante. La localisation de la douleur, l'intensité ainsi que la présence d'irradiation importent. L'examen physique comprend un examen approfondi de l'état neurologique (activité réflexe, force musculaire, sensation, etc.).

Méthodes de recherche instrumentale

La radiographie, en règle générale, n'est pas très informative dans le diagnostic de la douleur rachidienne, surtout s'il n'y a pas de symptômes graves. Les radiographies sont indiquées pour les blessures graves ou mineures aiguës chez les patients de plus de 50 ans, les patients souffrant d'ostéoporose ou ayant des antécédents d'utilisation à long terme de stéroïdes. L'IRM est la méthode de diagnostic la plus informative et permet une visualisation de haute qualité des tissus osseux et mous, elle permet aussi de diagnostiquer à la fois les changements dégénératifs et les tumeurs ou infections.

Maux de dos dus à la psychosomatique

Ces dernières années, les maux de dos ont commencé à se manifester chez les psychosomatiques. Dans ce cas, avec des plaintes de maux de dos, l'examen ne révèle pas de pathologie. Cette condition survient avec le stress chronique, la dépression, le manque de libido. Le résultat peut être non seulement une douleur, mais également un changement de démarche, une exacerbation des maux de dos et des troubles sensoriels.

Causes des maux de dos par localisation

La douleur peut survenir à différents endroits du dos. Parlons ensuite de sa localisation.

Douleur sur le côté droit

Le côté droit du dos peut faire mal en raison de la courbure de la colonne vertébrale, de la cyphose, de la lordose, de la myosite, du déplacement du disque intervertébral, de l'obésité. Les pathologies somatiques peuvent également donner des douleurs dans cette zone.

- La formation de calculs dans les organes du système urinaire
- Inflammation de l'appendice du caecum (appendice)
- Inflammation de la vésicule biliaire
- Inflammation des ovaires
- Salpingite.

Douleur sur le côté gauche

Cette zone du dos peut faire mal dans les cas suivants : Une douleur localisée au-dessus du bas du dos peut être associée à une inflammation des membranes séreuses recouvrant les poumons, des lésions bronchiques, une névralgie intercostale, une ischémie.

Douleur dans la région lombaire

Le bas du dos souffre très souvent, car il a une charge énorme. Ce département devient enflammé avec des dommages aux racines nerveuses, à l'ostéochondrose ou à la protrusion herniaire. Moins fréquemment, la tuberculose de la colonne vertébrale, l'arthrite, la lumboischialgie, une diminution de la densité et une altération de la structure osseuse, le syndrome de Reiter - une combinaison d'urétrite et de prostatite peuvent devenir une cause. La douleur dans la région lombaire est généralement chronique.

Douleur dans la région lombaire à droite

La douleur dans la région lombaire survient avec la scoliose, la tuberculose, la myosite, la névralgie, les tumeurs, l'ostéomyélite, la spondylarthrite. Une crise aiguë peut être causée par une lithiase urinaire ou une pyélonéphrite. Les maux de dos sont caractéristiques des pathologies du bas du dos avec atteinte fréquente des racines rachidiennes (radiculite). Une douleur constante, sourde et monotone est plus caractéristique d'un organe tel que le foie.

Douleur dans la région lombaire à gauche

Le plus souvent, le côté gauche commence à faire mal après un effort physique. La condition s'améliore après le repos. En outre, la douleur peut survenir avec le diabète, en pinçant la racine. S'il ne disparaît pas au repos, les raisons peuvent être :

- Scoliose
- Ostéochondrose (avec un mode de vie sédentaire ou une mauvaise posture)
- Infections vertébrales
- Troubles circulatoires
- Nerf pincé

Le nerf sciatique est souvent pincé. Sa gaine de myéline n'est pas perturbée. C'est généralement une conséquence de l'ostéochondrose. Lorsqu'il est pincé, il y a une douleur aiguë et aiguë irradiant vers la jambe, le sacrum et le bas du dos. Avec la radiculopathie de compression, les racines des nerfs rachidiens sont également comprimées en raison d'une hernie discale ou d'une diminution de sa hauteur et, par conséquent, de la distance entre les corps vertébraux. Une telle douleur est ressentie comme "superficielle", elle augmente fortement avec la toux, l'effort ou les éternuements.

Hernie intervertébrale

La hernie est l'extrusion du noyau du disque intervertébral dans le canal rachidien. Le plus souvent, cela devient une conséquence d'une ostéochondrose non traitée. La partie centrale fait saillie vers la moelle épinière, la serrant. Même une petite charge dans de tels cas entraîne une diminution de la hauteur du cartilage et une saillie encore plus grande de la hernie. La douleur est vive et aiguë, avec un retour au bras ou à la jambe.

Douleur au niveau des omoplates

La caractéristique de la douleur peut indiquer le diagnostic :

- Un ulcère de l'estomac est une douleur sourde croissante. Éliminé par les médicaments.
- Névralgie intercostale - la maladie se caractérise par une douleur aiguë à tout effort physique.
- Ostéochondrose - vertiges, changements de pression, engourdissement des mains.
- Exacerbation de l'angine de poitrine - la douleur est localisée dans la région de l'omoplate gauche, irradiant vers la poitrine et sous la clavicule.

Douleur le long de la colonne vertébrale et dans le dos

Plus souvent, ils surviennent lorsque les terminaisons nerveuses sont violées. Les exacerbations sont associées à la courbure de la colonne vertébrale. Si la douleur n'est pas prononcée, on peut parler de protrusion. Avec une douleur accrue, vous pouvez penser à l'ostéochondrose. La douleur le long de la colonne vertébrale est typique de la myosite, des fractures, de l'amincissement et de l'usure des disques intervertébraux, de la spondylarthrite. Ils sont toujours nets et constants.

Causes des douleurs lombaires

Ces douleurs sont plus souvent associées à l'ostéochondrose et à la spondylarthrose. Moins souvent, de telles sensations peuvent apparaître avec :

- Maladies de la région génitale chez la femme (endométrite, annexite, vulvite, cervicite, oophorite)

- Grossesse
- Règles
- Rectocolite hémorragique
- Appendicite
- Maladies de la prostate ou de la vessie chez les hommes

Symptômes associés

Les symptômes de la douleur rachidienne varient selon l'emplacement. Si la région cervicale est touchée, des migraines et des étourdissements, une faiblesse et un engourdissement des mains, des surpressions, des mouches et des éclairs dans les yeux seront notés. Lorsque la région thoracique est atteinte, on observe une sensation de brûlure et une raideur au niveau de la poitrine, des difficultés respiratoires, des douleurs aux omoplates. Parmi les causes externes et internes pouvant provoquer une exacerbation, les plus courantes sont :

- Augmentation de la charge sur la colonne vertébrale dans le contexte d'haltérophilie fréquente ou de surpoids
- Troubles métaboliques
- Troubles posturaux et maladies du système musculo-squelettique (par exemple, arthrose de l'articulation de la hanche ou pieds plats), entraînant une répartition inégale de la charge
- Hypothermie
- Processus inflammatoires infectieux et auto-immuns
- Formations volumétriques (tumeurs, abcès)
- Pathologie des organes internes de la poitrine ou de la cavité abdominale

2

Partie 2 : QUELS REMEDES POUR LE MAL DE DOS

LES REMÈDES DE GRAND MÈRE

Très souvent, avant d'aller chez le médecin, nous pensons d'abord à utiliser la médecine traditionnelle. Combien de fois ne nous est-il pas arrivé d'entendre une conversation dans laquelle une personne se plaignait d'un mal et avec son prochain qui lui faisait découvrir une astuce ou un remède pour le traiter.

Les grands-mères du village sont immédiatement citées en exemple, de qui ces recettes ont été entendues. On peut, bien sûr, ironiser sur de tels conseils, mais l'utilisation compétente de l'expérience de la médecine traditionnelle par la pratique médicale traditionnelle n'a jamais été rejetée. Dans le "Papyrus d'Eber", datant du 6ème siècle avant JC, les Egyptiens ont rassemblé plus de 900 recettes à base de plantes pour diverses maladies. Et en Europe, le traitement à base de plantes est venu de la Grèce antique. Hippocrate a décrit environ 300 plantes médicinales dans ses écrits. Les médecins utilisent encore les fameuses recettes de plantes médicinales du médecin romain Galien, et ce n'est pas sans raison que la production pharmaceutique utilisant des matières végétales pour les nombreux médicaments qui sont fabriqués.

L'action des plantes médicinales est déterminée par les substances actives contenues dans différentes parties de la plante : alcaloïdes, glycosides, tanins, huiles essentielles et autres. On ne peut pas dire que les préparations à base de plantes remplacent complètement les médicaments de synthèse, mais à notre époque, la phytothérapie connaît sa renaissance. La raison en est le désir de se rapprocher des sources naturelles de matières premières médicinales.

Extrêmement important ! Les recettes de médecine traditionnelle suivantes ne sont présentées qu'à titre d'introduction et non à titre de guide d'action ! Toutes les recettes ci-dessous ont leurs contre-indications !

Assurez-vous de consulter votre médecin avant de les utiliser ! Alors, voici quelques-uns des remèdes de grand-mère populaires contre les maux de dos :

Bain aux feuilles et fleurs de camomille

Faire infuser 100 grammes de camomille médicinale pendant environ une heure dans 2 litres d'eau bouillante et préparer un bain avec cette décoction. Il agit comme un tonique général, il est indiqué pour l'ostéochondrose.

Teinture de racine d'oseille

Versez 1 cuillère à soupe de racines d'oseille fraîches hachées dans une casserole, y ajouter un verre et demi d'eau. Faire bouillir 15 minutes. Laisser reposer 2 heures, puis filtrer. Prendre 2 cuillères à soupe 3 fois par jour avant les repas.

Teinture de racine d'adam

Prenez 2-3 morceaux moyens de racine d'Adam, rincez puis râpez sur une râpe grossière. Ensuite, mettez le tout dans une bouteille d'un litre, versez 15 ml d'alcool, fermez bien le bouchon. Après 10 jours, la teinture est prête. Utilisez-le comme un frottement pour les maux de dos. Vous pouvez faire une compresse et mettre un coussin chauffant dessus.

Sacs de foin

Remplissez une taie d'oreiller avec du foin frais aux 3/4 de son volume. Attachez fermement et faites bouillir pendant 10 minutes dans une cuve. Presser, refroidir légèrement. Ensuite, avec précaution, pour ne pas vous brûler, attachez-le au bas du dos douloureux. Ce remède est efficace pour les rhumatismes, la sciatique, les douleurs articulaires.

Pack de glace

La glace fonctionne mieux comme analgésique. Vous pouvez l'utiliser deux ou trois fois par jour. Elle réduit même l'enflure. Un sac de glace enveloppé dans une serviette peut réduire la douleur immédiatement. Maintenir une posture correcte : étant donné que la plupart d'entre nous ont tendance à rester assis plus longtemps, il est important de maintenir une posture correcte. S'asseoir correctement peut réduire la tension sur le dos. Une posture correcte signifie que tous les os sont parfaitement alignés et que vos pieds sont à plat sur le sol. Vous devez également vous concentrer sur la bonne posture de sommeil.

Massages réguliers

Un bon massage peut non seulement soulager les maux de dos, mais aussi lutter contre le stress. Vous pouvez également utiliser des pommades pour de meilleurs résultats.

Ail

Mangez simplement deux à trois gousses d'ail chaque matin à jeun. Vous pouvez également masser votre dos avec de l'huile d'ail. Pour faire de l'huile d'ail, faites chauffer de l'huile de noix de coco, de l'huile de moutarde ou de l'huile de sésame à feu doux, puis ajoutez-y 8 à 10 gousses d'ail. Faire revenir l'ail jusqu'à ce qu'il soit brun. Filtrez l'huile et laissez-la refroidir à température ambiante. Massez doucement votre dos avec l'huile. Laissez-le pendant un certain temps, puis prenez un bain à l'eau tiède.

Faire de l'exercice régulièrement

La meilleure façon de prévenir les maux de dos est de prendre soin des muscles du dos et de les maintenir en excellente condition physique. Cela nécessite des exercices pour le dos et les abdominaux au quotidien. Les exercices d'étirement fonctionnent le mieux pour le dos.

Ajoutez du curcuma et du miel à votre lait

Ajouter du curcuma et du miel au lait est le moyen le plus traditionnel de soigner les maux de dos. C'est quelque chose que chaque grand-mère a utilisé et semble avoir fonctionné. Il peut également guérir d'autres douleurs corporelles et articulaires.

Si votre mal de dos persiste plus longtemps et que des remèdes maison simples ne semblent pas fonctionner, vous ne devez pas l'ignorer mais consultez votre médecin au plus tôt.

QUELQUES REMEDES NATURELS POUR SOULAGER LE MAL DE DOS

Bain à la menthe

La menthe est une formidable alliée pour détendre les muscles, c'est une plante aux nombreuses propriétés, notamment anti-inflammatoire et analgésique. Pour cette raison, elle est recommandée pour les douleurs et les inflammations musculaires causées par l'effort, une mauvaise posture au travail, une nuit blanche, etc…

Vous pouvez consommer la menthe en tisane ou en infusion. Vous pouvez prendre ces boissons froides ou chaudes selon vos goûts ou la période de l'année.

De par ses propriétés, la menthe est une alliée de taille pour soulager les troubles gastriques. A part le mal de dos, elle aide à améliorer des conditions telles que :

- Les crampes d'estomac
- Les problèmes de calculs biliaires
- La constipation
- La mauvaise digestion

Bain de moutarde

Le bain de moutarde fonctionne très bien pour les douleurs aiguës dans les articulations et la colonne vertébrale. Pour un bain, vous devez diluer 100 à 200 g de moutarde avec de l'eau tiède jusqu'à la consistance d'une crème sure liquide (assurez-vous qu'il n'y ait pas de grumeaux). Verser la moutarde ainsi préparée dans un bain chaud et bien mélanger. La durée de la procédure est de 10-15 minutes. Après le bain, vous devez laver les restes de moutarde à l'eau tiède, vous essuyer, mettre des sous-vêtements et des chaussettes en laine et vous allonger tranquillement sous votre couverture.

Outre les bains thermaux, les compresses et les applications de crèmes sont largement utilisés, ce qui a également un effet réchauffant sur le corps, améliore l'apport sanguin aux tissus des articulations et de la colonne vertébrale et favorise les processus de récupération.

Compresse sable chaud

Chauffez du sable de mer ou de rivière propre sur une plaque à pâtisserie ou une poêle, versez-le dans un sac en lin que vous allez nouer appliquez-le sur les points sensibles où vous ressentez la douleur. Utiliser tant que la chaleur est conservée. Enveloppez ensuite l'endroit sur lequel la compresse a été appliquée avec une écharpe en duvet.

Le Shilajit

Le Shilajit a fait ses preuves pour le traitement des fractures, le renforcement des articulations et le traitement des ecchymoses. Shilajit contient un certain nombre de substances biologiquement actives qui dilatent les vaisseaux sanguins, ce qui entraîne une régénération rapide des tissus. Vous pouvez appliquer Le Shilajit par voie topique. Pour un usage externe, Le Shilajit est dilué avec une petite quantité d'eau et peut être ajouté à des crèmes ou aux pommades, pour les compresses et les lotions.

Si vous souhaitez plutôt ingérer le Shilajit, vous devez le faire le matin, immédiatement après le réveil ou la nuit (mais pas moins de 3 heures après avoir mangé). Maintenant, dans les pharmacies, il existe un grand choix de comprimés de Shilajit. Les comprimés peuvent être pris par voie orale avec de l'eau ou dissous dans 1 cuillère à soupe d'eau ou de lait. Si vous avez des douleurs et des craquements dans les articulations, dissolvez 5 g de Shilajit dans 1 cuillère à café d'eau, ajoutez 10 g de miel et frottez le point sensible pendant la nuit. La durée du traitement est de 5 jours. Avec une sciatique, 2 grammes de Shilajit doivent être dissous dans quelques gouttes d'eau, ajouter 1 g de soufre médical, puis frotter le point sensible, l'attacher avec quelque chose de chaud. Ces applications doivent être effectuées la nuit pendant 3-4 jours.

Si les articulations gonflent, la nuit, vous devez préparer des lotions avec une solution de Shilajit, qui est préparée comme suit : prenez 3 g de Shilajit et 100 ml. L'eau, Filtrez ensuite le tout.

Un mélange de radis, de vodka et de miel

Ce mélange a un effet général de renforcement sur le corps, améliore l'immunité et soulage l'inflammation. Lorsqu'il est appliqué à l'extérieur, il est utilisé comme un réchauffant, un analgésique et une distraction. Utilisez la composition de 1 cuillère à café le matin et le soir, et utilisez-la également par voie topique pour frotter les articulations malades et la colonne vertébrale.

Pour préparer le mélange, vous devez prendre 1 tasse de miel, 2 tasses de radis râpé et une 1/2 tasse de vodka.

Propolis

En médecine populaire, dans le traitement des maladies des articulations et le soulagement des maux de dos, les produits apicoles sont largement utilisés, notamment la propolis, qui a un effet anti-inflammatoire prononcé. La propolis a également un effet de renforcement général sur le corps. Pour utiliser la propolis contre le mal de dos : Mélanger une solution de propolis à 10% dans des proportions égales avec du beurre et appliquer 1 cuillère à café sur le dos, 3 fois par jour.

Lilas commun

Le lilas commun, dans de nombreux cas est utilisé avec succès pour les douleurs dans le bas du dos et les articulations.

Infusion

Pour préparer l'infusion, prenez une 1/2 tasse de fleurs de lilas, un 1/2 litre de vodka que vous laisserez reposer pendant 7 à 12 jours dans un bocal. L'infusion résultante est frottée sur les points douloureux, suivie d'un bandage.

Huile de massage

Dans un bocal, laissez tremper pendant un mois des fleurs et des feuilles de lilas dans une huile (huile d'amande douce, d'argan ou d'olive) ; Ensuite, filtrez le mélange avec un tamis ou un filtre à café et massez la zone douloureuse deux fois par jour.

Chicorée

La chicorée est utilisée sous la forme d'une décoction épaisse de racine, qui est appliquée sur les articulations douloureuses sous forme de compresse. La racine de chicorée est pré-bouillie dans une casserole dans une petite quantité d'eau pendant 20 à 30 minutes, on laisse reposer le mélange jusqu'à refroidissement. L'infusion chaude est utilisée pour les compresses.

Pommade pour les douleurs articulaires

Cette pommade est bonne pour les douleurs dans le bas du dos et les genoux. Pour sa préparation, prenez :

- 50 g de moutarde sèche.
- 20 g d'alcool,
- 50 g de camphre,
- 2 blancs d'œufs crus.

Fouettez le mélange jusqu'à l'obtention d'un mélange gras. La pommade doit être appliquée pendant 1 à 2 heures ; ensuite, retirez les restes avec un coton-tige ou une serviette humide, essuyez et faites un bandage en laine au niveau de la zone massée.

Infusion d'ail

L'ail aide à lutter contre plus 100 maladies différentes, dont la goutte et les rhumatismes. Pour préparer l'infusion, vous devez mélanger 50 g d'ail râpé avec 100 g d'alcool. Couvrir hermétiquement le mélange avec un couvercle et laisser reposer 7 à 10 jours. Prendre 10 gouttes de cette infusion 2 fois par jour et 30 minutes avant les repas pendant 2 semaines. Contre-indications : grossesse, obésité, épilepsie.

Racines de bardane

La racine de bardane est souvent utilisée pour les rhumatismes et la goutte. Pour faire une infusion de racines de bardanes, vous aurez besoin d'une cuillère à soupe de racines de bardanes séchées et broyées. Versez cette quantité dans l'équivalent de 2 tasses d'eau bouillante. Le bocal d'infusion doit être bien fermé, emballé pendant 20 à 30 minutes. Après ce temps, vous pouvez prendre une ½ tasse de cette infusion trois à quatre fois par jour pendant 2 semaines.

Racines de raifort

La racine de raifort est un excellent agent anti-inflammatoire localement irritant, qui est utilisé pour les rhumatismes et la goutte non seulement pour les compresses, mais aussi pour l'administration orale. Pour préparer un mélange médicinal, vous devez prendre 100 g de racine de raifort et 100 g de tomate. Broyer les ingrédients dans un hachoir à viande. Prendre 1 cuillère à café du mélange 1 fois par jour pendant 10 jours.

Feuilles d'ortie

L'ortie est utilisée pour soulager les douleurs ainsi que les rhumatismes et les sciatiques. L'ortie est appliquée localement de cette manière : les jeunes pousses de la plante sont cueillies puis légèrement frottées sur les points douloureux. L'intérieur de l'ortie se prend en infusion : 1 cuillère à soupe de feuilles d'ortie séchées doit être versée dans 1 tasse d'eau bouillante. On couvre et on laisse reposer pendant 1 heure, puis on peut et boire 1 cuillère à soupe 3 fois par jour.

Bouillon de pommes

Dans les rhumatismes chroniques et la goutte, la décoction de pomme est utilisée. Pour la préparer, prenez 3 à 4 pommes découpées en quartiers, puis versez 5 verres d'eau dessus. Faites bouillir dans une casserole fermée pendant 10 minutes. La décoction se boit tiède plusieurs fois par jour.

Millepertuis

Le millepertuis est utilisé comme agent anti-inflammatoire. Pour préparer les compresses, prenez 500 g de millepertuis frais haché, et versez le tout dans un litre d'huile végétale (huile d'olive par exemple). Laisser infuser le mélange pendant 5 jours. Ensuite vous pouvez faire des compresses avec cette huile fraîchement préparée.

Fleurs et feuilles de tilleul

Les fleurs et les feuilles de tilleul ont de bonnes propriétés analgésiques, elles sont utilisées pour traiter les processus inflammatoires des articulations et du dos. Pour préparer une compresse, prenez une poignée de fleurs et de feuilles de tilleul, enveloppez-les dans de la gaze, versez de l'eau bouillante dessus, puis appliquez la gaze chaude sur les zones douloureuses du corps.

Gardez la compresse jusqu'à ce qu'elle refroidisse, puis essuyez-vous et enveloppez la zone chauffée avec un bandage en laine.

Huile de sapin

Certaines huiles essentielles fonctionnent bien pour les douleurs articulaires. Parmi elles se trouve l'huile de sapin, qui a des effets anti-inflammatoires, analgésiques, distrayants et aromathérapeutiques. L'huile de sapin est particulièrement indiquée pour l'ostéochondrose et la polyarthrite. Faites un massage avec cette huile, pour cela, prenez-en 5 à 8 gouttes et mélangez-la avec 10 g d'huile d'olive. Insistez bien sur les zones douloureuses et faites une compresse chaude en appliquant un bandage en laine. La procédure doit être effectuée pendant 20 à 30 jours pour avoir de bons résultats. De plus, l'huile de sapin peut être ajoutée à un bain chaud (à raison de 5 à 8 gouttes).

Méthodes alternatives de traitement des varices, thrombophlébite

Les maladies des articulations et de la colonne vertébrale s'accompagnent généralement de pathologies vasculaires telles que les varices, la thrombophlébite, etc. Il existe des plantes qui aident à faire face à ces maux, tonifient les vaisseaux des membres inférieurs. Si les vaisseaux se portent bien, la nutrition des articulations sera alimentée en sang dans un volume plus important, respectivement, les manifestations de l'inflammation diminueront et l'état de santé s'améliorera. Tout d'abord, ces "guérisseurs" naturels incluent le Kalanchoe et le marron d'Inde.

Kalanchoë

Vous pouvez utiliser n'importe quel type de Kalanchoë pour soigner les maux de dos.

Pour la préparation, il vous faudra un pot d'une capacité d'un litre rempli à moitié de feuilles de Kalanchoë hachées et rempli à ras bord d'alcool. Fermez bien le pot avec un couvercle et placez-le dans un endroit sombre (à l'abri de la lumière) pendant deux semaines. Le récipient doit être secoué périodiquement. L'infusion prête, utilisez-là pour frotter les parties douloureuses de votre dos. Répétez quotidiennement cette action pendant 7 jours.

Marronnier d'Inde

Nous aurons besoin des fleurs : prendre 2-3 cuillères à soupe de fleurs de marronnier d'Inde et verser dans 1 verre d'eau, faire chauffer au bain-marie pendant 15 minutes, puis filtrer. L'infusion résultante peut être utilisée pour des compresses ou des bains.

En cas de douleurs sur une partie du corps, la première action en général consiste à appliquer le plus tôt possible du froid sur le point sensible (glace ou aliments surgelés). L'alcool de camphre ou une décoction de fleurs d'arnica permet de bien éliminer la douleur, ces remèdes conviennent lorsque la douleur s'atténue un peu et qu'il sera possible de frotter la zone douloureuse.

RECOURIR AUX ANTIDOULEURS

La sensation d'inconfort au niveau du dos n'est pas rare. Tout le monde en a fait l'expérience après un travail physique intense ou de longues heures de position assise. Mais ce mal cache aussi souvent, des changements dégénératifs graves ou des maladies de différents types. Il convient de porter une attention particulière à la santé si l'inconfort est devenu un compagnon constant. Selon l'insistance et la durée, On distingue les maux de dos :

- Aigus : Apparition récente et intermittente ou persistante depuis moins de 6 semaines.
- Subaigus : ce sont des maux de dos avec de petites périodes de calme qui durent de 6 à 12 semaines.
- Chroniques : La douleur est toujours présente, pendant 12 semaines ou plus.

Les groupes de médicaments

Pour les douleurs du dos, des antispasmodiques sont prescrits.

Analgésiques non narcotiques

Souvent, pour les douleurs intenses dans le bas du dos ou la colonne vertébrale, des analgésiques non narcotiques sont utilisés en premier. Leur impact vise le traitement symptomatique, vous pouvez les acheter vous-même. Les analgésiques font partie de la thérapie, ils peuvent être utilisés en cas de syndrome douloureux léger. Ils sont prescrits à la plupart des femmes pendant leurs menstruations. Ils aident à soulager rapidement la douleur dans le bas du dos. Ce sont des relaxants musculaires. Ils sont conçus pour se débarrasser des crampes musculaires, pour résoudre le problème avec un soulagement de la douleur afin que le mal ne se reproduise plus à l'avenir. La base de leur efficacité est la relaxation musculaire, l'élimination des spasmes. En se débarrassant de ces sensations de pincement, une personne commence à se sentir beaucoup mieux dès les premières minutes après le début de l'action des relaxants musculaires.

Lors du choix des meilleurs analgésiques et des meilleures pilules de guérison pour les douleurs au dos et au bas du dos, il est préférable de faire attention aux meilleurs médicaments puissants qui sont efficaces pour les problèmes neurologiques et qui sont vendus sans ordonnance :

Corticostéroïdes

Vous avez peut-être entendu parler des stéroïdes anabolisants, connus pour leurs effets nocifs. Mais il existe un autre type de stéroïdes, appelés corticostéroïdes, qui traitent une variété de problèmes. Ces corticostéroïdes sont similaires aux hormones produites par les glandes surrénales pour lutter contre le stress lié à la maladie et aux traumatismes. Ils réduisent l'inflammation et affectent en même temps le système immunitaire. Les médicaments qui en contiennent sont généralement indiqués pour des périodes les plus courtes possibles.

Analgésiques narcotiques

Aussi appelés analgésiques opioïdes. Ils ne sont utilisés que pour les douleurs intenses. Ce type de médicament aide à soulager les douleurs lombaires sévères, ce qui est le plus efficace à prendre pour les douleurs au bas du dos, seul le médecin doit décider si vous devez en prendre ou pas.

Acétaminophène

Votre médecin peut le suggérer comme traitement de première intention. Il agit en arrêtant le processus de la douleur. Mais cela ne réduit pas l'inflammation dans le corps.

L'acétaminophène a tendance à être plus doux pour l'estomac que les autres médicaments. Mais bien qu'il puisse être utile pour soulager les maux de dents, les maux de tête et la douleur après la chirurgie, il n'y a pas beaucoup de preuves indiquant qu'il fonctionne aussi bien pour les maux de dos. Pourtant, chaque cas est unique. Donc, ce n'est pas parce qu'il ne s'est pas avéré être le remède le plus efficace dans les essais cliniques qu'il ne vous aidera pas.

Risques : Il peut endommager le foie s'il est pris à fortes doses. C'est pourquoi les médecins conseillent de prendre environ 3 000 milligrammes (mg) par jour.

Les anti-inflammatoires non stéroïdiens : AINS (Aspirine, Ibuprofène…)

Les anti-inflammatoires non stéroïdiens sont des alternatives à l'acétaminophène que vous pouvez acheter sans ordonnance. Ils aident à combattre l'enflure et la fièvre.

Risques : Les AINS peuvent causer des problèmes digestifs comme des nausées et de la diarrhée, ainsi que des brûlures et des douleurs à l'estomac. Rarement, ils peuvent avoir des effets secondaires graves comme des saignements internes et des ulcères. Ils peuvent également causer des problèmes cardiaques et des lésions rénales.

OPTER POUR UN TRAITEMENT MEDICAL

Vous avez des douleurs au dos et en même temps des mictions fréquentes : vous ne pouvez pas contrôler votre urine, ou vous avez des nausées, de la fièvre ou des vomissements. Votre douleur est si intense que vous ne pouvez pas vaquer à vos occupations quotidiennes. Les maux de dos peuvent être très frustrants et faire des dégâts dans votre vie quotidienne. Il existe de nombreuses options de traitement pour soulager vos maux de dos et reprendre vos activités quotidiennes et croyez-moi, le repos au lit est en fait l'une des pires façons de traiter les douleurs lombaires. Choisissez plutôt de rester actif.

Cette douleur sourde quand vous allez faire votre jogging matinal. Cette douleur aiguë lorsque vous soulevez un poids lourd. Pour certaines personnes, le mal de dos n'est qu'un désagrément qui va et vient. Pour d'autres, cela peut être un obstacle dévastateur à l'accomplissement des activités quotidiennes. Les maux de dos affectent environ 80% des personnes à un moment donné de leur vie. Chaque année, les douleurs lombaires entraînent environ 149 millions de journées de travail perdues aux États-Unis et coûtent entre 100 et 200 milliards de dollars, principalement en pertes de salaire et de productivité, tout ça pour vous dire que ce n'est pas un mal à prendre à la légère et en même temps, sachez que vous n'êtes pas seul(e) dans cette situation.

Les douleurs lombaires peuvent souvent être résolues en restant actif, sans analgésiques. Mais il y a des moments où cela ne suffit pas. Discutons du moment où vous pourriez avoir besoin de consulter un médecin et du moment où le mal de dos est gérable à la maison. Votre médecin examinera votre dos et évaluera votre capacité à vous asseoir, à vous tenir debout, à marcher et à lever les jambes. Il peut également vous demander d'évaluer votre douleur sur une échelle de zéro à 10 et de lui parler de la façon dont votre douleur affecte vos activités quotidiennes.

Ces évaluations aident à déterminer d'où vient la douleur, combien vous pouvez bouger avant que la douleur ne vous oblige à vous arrêter et si vous avez des spasmes musculaires. Ils peuvent également aider à éliminer les causes plus graves de maux de dos.

Un ou plusieurs de ces tests peuvent aider à identifier la cause du mal de dos :

Dans de nombreux cas, votre médecin peut obtenir toutes les informations dont il a besoin en vous interrogeant sur vos symptômes, vos antécédents médicaux et votre mode de vie, puis en procédant à un examen.

Le médecin que j'avais consulté avait procédé à une évaluation approfondie de ma colonne vertébrale. La partie la plus importante de cet examen est sans doute l'évaluation neurologique. Il s'agit de tester la sensation, la force musculaire et les réflexes des jambes. La raison pour laquelle cet examen est si important est que si une pression significative est exercée sur l'un des nerfs du bas du dos qui alimentent les muscles, la peau et les tissus des jambes, ces tests permettront de l'identifier. Il est important de toujours effectuer une évaluation neurologique chez les personnes souffrant de douleurs vertébrales, en particulier si la douleur irradie dans un membre. Ce bilan, associé à d'autres tests, aide à déterminer si des examens complémentaires, comme une IRM, sont nécessaires. Dans mon cas, l'examen neurologique n'a révélé aucune anomalie, ce qui indiquait que la douleur qui irradie dans ma jambe n'était pas due à la compression d'un nerf. D'autres éléments de l'examen indiquaient qu'il y avait une pression transitoire, mineure ou temporaire sur l'un des nerfs, ce qui est courant dans la lombalgie aiguë. De façon cruciale, lorsqu'il a examiné la façon dont il je me penchais et soulevait les objets et qu'il a évalué le contrôle de mes mouvements à partir de la colonne vertébrale, il a constaté des problèmes évidents. Mes muscles centraux étaient faibles et n'étaient donc pas en mesure de protéger et de contrôler les mouvements de ma colonne vertébrale lorsque mon niveau d'activité augmentait (lors de mon déménagement par exemple).

1) Calmer la douleur aiguë

Lorsqu'une personne souffre d'une douleur aiguë, il lui est impossible de faire de réelles améliorations avec des exercices. Nous avons donc donné la priorité à la réduction de la douleur à l'aide de médicaments prescrits par son médecin traitant, d'une thérapie manuelle douce des articulations et des tissus mous de la colonne lombaire et de conseils sur les positions et postures utiles à adopter. La colonne vertébrale aime le mouvement. Je faisais donc des pauses régulières pour ne pas rester assise devant mon ordinateur à la maison et mon médecin m'a enseigné des exercices de mobilisation douce. Cela a entraîné une nette amélioration de mes niveaux de douleur et après trois séances déjà, je ressentais une nette amélioration.

2) Améliorer la posture et le contrôle des mouvements de la colonne vertébrale

La phase suivante consistait à améliorer ma posture et le contrôle de mes mouvements. Mon médecin m'a donc coaché sur la meilleure façon de maintenir une posture assise et debout correcte et j'ai commencé la rééducation des muscles centraux : ces petits muscles qui aident à contrôler le mouvement et à maintenir la colonne vertébrale dans une bonne position stable lorsque nous bougeons nos membres. J'ai commencé à effectuer des exercices régulièrement et, après quelques séances, j'ai commencé à améliorer l'activation de mes muscles centraux.

3) Réadaptation fonctionnelle

La phase suivante a consisté en des exercices de plus haut niveau visant à améliorer la force des muscles centraux dans des positions fonctionnelles telles que se pencher et soulever des charges.

Après quelques séances supplémentaires, je n'avais plus autant de douleur dans l'exercice de mes activités quotidiennes et je faisais preuve d'une force, d'une endurance et d'un contrôle nettement améliorés lorsque je devais soulever des charges.

4) Forme physique et prévention des récidives

La recherche nous a appris que les personnes qui font régulièrement de l'exercice ont moins de récidives de mal de dos. Par conséquent, l'un des éléments clés de mon traitement était un plan visant à améliorer ma condition physique générale, à perdre du poids et à maintenir les améliorations de la force centrale que j'avais obtenues grâce aux exercices de physiothérapie. J'avais commencé à un moment à jouer au volleyball (en tout cas, je faisais de mon mieux) à de nager régulièrement. Mais depuis que j'avais trouvé un boulot assez épuisant, j'avais du mal à trouver le temps de faire de l'exercice. Cependant, cet épisode de lombalgie a été un signal d'alarme suffisant pour que je réalise qu'il était vital pour moi de retrouver un mode de vie plus sain.

J'ai décidé de commencer à faire du jogging, car c'était le moyen le plus facile de s'adapter à ma professionnelle. J'ai également commencé à faire des aller-retours en vélo tous les jours, j'avais gardé un vieux vélo de mon père et finalement, il m'a été très utile. Mon médecin m'a aussi aidé à concevoir un programme de course progressif pour compléter mes exercices de physiothérapie. J'ai également commencé à suivre un cours de Pilates une fois par semaine afin de poursuivre mon entraînement à la stabilité du tronc.

Quels professionnels de la santé évaluent et diagnostiquent les maux de dos ?

Votre médecin généraliste est souvent en mesure de déterminer la cause et de diagnostiquer votre mal de dos. Si nécessaire, il vous enverra chez un spécialiste et/ou vous fera faire des analyses.

Les spécialistes chez qui vous pouvez être redirigé peuvent être :

- Un physiothérapeute
- Un ostéopathe
- Un chiropraticien
- Un orthopédiste spécialisé dans les os et les articulations

Votre médecin peut également vous recommander un thérapeute ou un psychiatre si vous avez du mal à faire face à votre douleur.

Les questions qu'on vous posera le plus souvent

Votre fournisseur de soins de santé vous demandera si vous vous êtes blessé, depuis combien de temps vous avez mal au dos et quelle est l'intensité de votre douleur. Ils doivent connaître vos autres problèmes médicaux et les médicaments que vous prenez. Si vous avez des membres de votre famille qui ont eu des problèmes similaires, informez votre médecin. Il pourrait également vous poser des questions telles que:

- Êtes-vous capable de travailler tous les jours avec ce mal ?
- Est-ce que ce que vous faites dans la vie implique de soulever des poids ?
- Est-ce que l'un de vos passe-temps aggrave votre mal de dos ?
- Avez-vous d'autres symptômes ? (Par exemple, si vous avez des douleurs lorsque vous urinez en plus de vos maux de dos : cela peut indiquer une infection des voies urinaires.)
- Où se situe votre douleur ?
- Comment la douleur affecte-t-elle vos activités quotidiennes ?
- Quels traitements à domicile avez-vous essayé ? (Blocs de glace, coussins chauffants, etc.)

Prise en charge et traitement

Cela dépend de la cause de votre mal de dos. Si votre douleur est causée par une infection, par exemple, elle peut disparaître après la fin d'un traitement antibiotique.

Si votre douleur est causée par une dégénérescence de la colonne vertébrale, vous aurez peut-être besoin d'un traitement tout au long de votre vie.

Comment traite-t-on le mal de dos

La cause de votre mal de dos détermine le traitement. Pour votre mal de dos, vous vous sentirez peut-être mieux avec :

- Des compresses froides et/ou coussins chauffants.
- Des exercices d'étirement.
- Des Massages.
- Une opération.

- Des Antibiotiques.
- De la Cortisone.
- De l'acupuncture
- Des Traction.
- Une Thérapie physique.
- Des soins chiropratiques. (La chiropratique est un type de médecine de guérison alternative qui se concentre sur le diagnostic des maladies osseuses ou des troubles neuromusculo-squelettiques et dans le traitement des troubles mécaniques du système par des manipulations et des pressions sur la colonne vertébrale. La chiropratique ne cause aucune douleur, nécessite peu de médicaments et ne nécessite pas de chirurgie, des traitements en plusieurs séances sont recommandés.)

Lorsque vous voyez un médecin pour traiter votre mal de dos, assurez-vous de prendre tous les médicaments prescrits, de faire tous vos tests et d'assister à tous vos rendez-vous, cela est très important.

Comment dormir avec un mal de dos

Il peut être plus confortable de dormir sur le dos avec un oreiller sous les genoux pour soulager la pression sur le dos. Si cela ne vous convient pas, essayez de dormir sur le côté avec un oreiller entre vos genoux.

Le mal de dos peut-il disparaître tout seul ?

Les maux de dos peuvent disparaître d'eux-mêmes dans certains cas, mais il est préférable de suivre un traitement, surtout si vous n'en connaissez pas la cause.

Une bonne nouvelle est que la plupart des maux de dos ne durent que quelques jours ou quelques semaines. On appelle cela des maux de dos aigus, et cela ne nécessite généralement pas de visite chez le médecin. Vous pourriez vous sentir tout raide ou avoir du mal à marcher, mais cela ne pose généralement pas de problème. Cependant, si vous présentez l'un des symptômes suivants en plus de vos maux de dos, consultez immédiatement un médecin :

- Engourdissement dans un bras ou une jambe
- Problème de contrôle de la vessie

- Faiblesse dans un bras ou une jambe

Il existe des médecins de plusieurs spécialités. Adopter une approche d'équipe aide les médecins à fournir des soins plus complets en identifiant des symptômes apparemment vagues tels que des troubles digestifs ou une faiblesse des membres et en évaluant si les symptômes sont liés à la colonne vertébrale. Commencez par demander un rendez-vous avec un médecin et suivez attentivement ses instructions.

Soyez actif pour traiter les douleurs chroniques au bas du dos

La lombalgie chronique est une douleur qui dure 12 semaines ou plus. Cette douleur est moins susceptible de disparaître d'elle-même sans traitement. Cependant, les directives mises à jour encouragent les médecins à commencer par des traitements autres que les médicaments. Il y a plusieurs années, l'un des traitements les plus recommandés pour les maux de dos chroniques était le repos au lit. Nous savons maintenant que le repos au lit est l'une des pires choses à faire pour traiter les maux de dos. En fait, cela peut aggraver la douleur. Aujourd'hui, pour les maux de dos chroniques, il est recommandé de maintenir autant que possible votre niveau d'activité normal. L'exercice physique peut améliorer la douleur chez les patients souffrant de lombalgie chronique.

Si la douleur persiste, il est également recommandé de planifier une évaluation par un physiothérapeute. Un physiothérapeute peut vous apprendre à faire des exercices spéciaux pour étirer et renforcer la colonne vertébrale, ce qui devrait aider à soulager la douleur.

Traiter les douleurs lombaires sans médicaments selon les médecins

Il est possible que votre médecin vous conseille d'utiliser plusieurs méthodes de traitement pour soulager votre douleur sans pour autant vous prescrire des médicaments. Parmi les techniques non pharmaceutiques qu'il pourrait vous proposer d'utiliser dans un premier temps, nous pourrions citer :

- L'acupuncture. L'acupuncture est une médecine naturelle alternative qui s'effectue avec des aiguilles d'acupuncture très fines placées à des points précis du corps à des fins curatives ou thérapeutiques. Cette technique traite la douleur, les nausées, la fibromyalgie, entre autres, et des études récentes ont montré qu'elle était un traitement efficace pour les douleurs chroniques au bas du dos (lombaires). L'acupuncture ne comporte pas de risques extrêmes, autres que la douleur dans la zone où les aiguilles sont placées. Les professionnels de cette médecine alternative utilisent des aiguilles stérilisées à usage unique, il n'y a donc aucun risque d'infection. Avertissement : Si vous avez un trouble de la coagulation, consommez des anticoagulants ou portez un stimulateur cardiaque, vous devez en informer l'acupuncteur avant de procéder au traitement.
- Le traitement comportemental de la douleur pour améliorer la façon dont vous réagissez à la douleur
- Les coussins chauffants
- Les massages thérapeutiques. Nous ne pouvons pas confondre le massage thérapeutique effectué par un professionnel avec un auto-massage, vous pourriez vous blesser en essayant de le faire et aggraver la blessure en causant plus de douleur. Les massothérapeutes formés et certifiés utilisent la pression des doigts, des mains, des jointures ou du coude pour détendre les muscles et appliquent un massage en utilisant divers degrés de pression sur les zones de douleur ou de spasme musculaire, souvent en utilisant des produits de massage, comme des crèmes. Les massages thérapeutiques réduisent la douleur dans le bas du dos et augmentent la flexibilité et le mouvement dans la région. En plus de soulager la douleur dans la zone touchée, ces massages ont d'autres bienfaits totalement naturels, sans chirurgie ni médicament.
- La manipulation de la colonne vertébrale, qui implique un ajustement manuel des articulations de la colonne vertébrale

Tous ces traitements peuvent améliorer votre douleur et votre mobilité.

Médicaments anti-inflammatoires pour traiter les douleurs lombaires

Si les patients ne s'améliorent pas avec des traitements non médicamenteux, on peut envisager des médicaments pour soulager leur douleur.

Les anti-inflammatoires non stéroïdiens, ou AINS, sont les premiers médicaments que les médecins utilisent pour traiter les douleurs lombaires chroniques lorsque les traitements non médicamenteux ne fonctionnent pas. Voici quelques exemples d'AINS disponibles sans ordonnance comme nous en avions parlé plus tôt :

- Aspirine
- Ibuprofène
- Naproxène

D'autres AINS peuvent nécessiter une prescription médicale et c'est justement ceux que votre médecin aura tendance à vous proposer surtout parce qu'il saura lequel est le mieux adapté pour vous puisque qu'il vous aura ausculté. Les AINS peuvent être dangereux pour certaines personnes. En particulier, les personnes souffrant d'ulcères ou d'autres problèmes gastro-intestinaux ne devraient pas prendre d'AINS. Si les AINS ne fonctionnent pas ou ne sont pas recommandés pour un patient en particulier, on peut toutefois lui recommander des relaxants musculaires pour soulager les maux de dos. Pour les médecins, l'acétaminophène n'est plus une recommandation de traitement de première intention pour les maux de dos. L'acétaminophène était autrefois une alternative attrayante à l'ibuprofène et aux autres AINS, car il a relativement moins d'effets secondaires, mais les résultats de 2015 ont indiqué que l'acétaminophène n'était pas efficace pour traiter les douleurs lombaires. Pourtant, cela peut être utile chez certains patients et c'est une alternative sûre pour les patients qui ne peuvent pas prendre d'AINS.

Les dangers des opioïdes pour traiter les douleurs lombaires

Les médicaments plus puissants, tels que les analgésiques opioïdes, étaient autrefois une approche de traitement de choix pour les maux de dos. Aujourd'hui, les opioïdes ne sont recommandés que dans les cas les plus graves.

Les opioïdes provoquent plusieurs effets secondaires, notamment de la somnolence, des nausées, des difficultés respiratoires et de la constipation. N'importe lequel d'entre eux serait préoccupant, mais les opioïdes présentent le risque majeur supplémentaire de créer une dépendance. Les personnes qui utilisent des analgésiques opioïdes courent un risque sérieux de troubles de la toxicomanie et de dépendance physique aux drogues, ce qui peut entraîner des surdoses. C'est pourquoi les Centres pour le contrôle et la prévention des maladies aux Etats-Unis ont publié des directives qui recommandent d'éviter si possible l'utilisation d'analgésiques opioïdes. Si des opioïdes sont absolument nécessaires pour un patient, il faudrait alors utiliser la dose efficace la plus faible pendant la durée la plus courte afin de minimiser le risque pour le patient. Il est clair que ce changement peut être frustrant pour les patients qui ont été traités avec des opioïdes ou d'autres analgésiques puissants dans le passé. Mais l'objectif est de faire passer le bien-être des patients avant tout. Cela signifie que les médecins devront d'abord essayer des approches de traitement plus sûres avant d'envisager des analgésiques potentiellement dangereux. Si votre mal de dos est arrivé au point où des médicaments opioïdes sont potentiellement nécessaires pour vous, discutez soigneusement des risques et des avantages avec votre médecin.

La chirurgie du dos : on en parle ?

La plupart du temps, les patients n'ont pas besoin d'une intervention chirurgicale pour traiter leurs douleurs lombaires. La chirurgie est presque toujours le dernier recours. Mais il y a des moments où c'est nécessaire. Par exemple, on pourrait envisager une intervention chirurgicale si un patient présente l'un des symptômes mentionnés ci-dessus qui justifient une visite immédiate chez le médecin : un engourdissement dans un bras ou une jambe, des problèmes de contrôle de la vessie, ou une faiblesse dans un bras ou une jambe. Ceux-ci pourraient être des signes d'une condition neurologique. D'autres symptômes d'une affection neurologique comprennent des difficultés à utiliser les mains ou des chutes fréquentes en plus des maux de dos.

Les problèmes mécaniques ou les problèmes de structure physique de la colonne vertébrale sont également des conditions qui peuvent être corrigées par la chirurgie. Les problèmes mécaniques se manifestent souvent de l'une des manières suivantes :

- Maux de dos qui s'aggravent lorsque vous bougez, vous asseyez ou vous tenez debout d'une certaine manière, par opposition à une douleur constante
- Difformité ou autres problèmes structurels avec le dos
- Douleur qui est nettement pire lorsque vous êtes debout ou assis et que vous soutenez votre poids corporel

Et j'aimerais porter une attention particulière aux maux de dos chez les patients ayant des antécédents de cancer. Le cancer peut se propager à la colonne vertébrale, en particulier le cancer du sein et le cancer de la prostate, qui sont les deux formes que nous voyons le plus souvent lorsqu'il s'agit de problèmes de dos. Les personnes ayant des antécédents de cancer doivent être plus vigilantes face aux maux de dos qui, pour quelqu'un d'autre, pourraient ne pas être un gros problème.

Trouver le bon traitement

Selon la situation et l'état uniques de chaque patient, les traitements conservateurs et les analgésiques en vente libre peuvent ne pas résoudre le problème sous-jacent. Dans ces cas, des médicaments plus puissants ou peut-être une intervention chirurgicale pourraient être la solution. L'objectif du corps médical est de fournir le bon traitement pour la bonne condition, pour le bon patient, au bon moment. Les temps ont changé et la pratique de la médecine change avec le temps. Au fur et à mesure que nous en apprendrons davantage sur les douleurs lombaires et leur fonctionnement, les organismes de la santé continueront à affiner les recommandations de traitement. Mais l'objectif reste le même : utiliser la médecine factuelle pour offrir à aux patients un soulagement sûr et efficace des maux de dos.

Lorsque vous souffrez de maux de dos, les objectifs du traitement sont de vous faire sentir mieux et de vous permettre de bouger à nouveau librement et facilement. Vos options de traitement dépendront de l'endroit où se trouve votre douleur et si elle est aiguë, subaiguë ou chronique, causée par une condition passagère ou persistante.

Diagnostic et tests

À moins que vous ne puissiez pas bouger du tout à cause d'une blessure, votre médecin testera probablement votre amplitude de mouvement, vérifiera le fonctionnement de vos nerfs et appuiera sur votre dos pour vous concentrer sur la zone à problème. Vous pourriez subir des analyses de sang et d'urine pour exclure d'autres problèmes, comme une infection ou un calcul rénal. Les médecins utilisent généralement des tests d'imagerie pour les douleurs persistantes, si votre dos a été touché par quelque chose, si vous avez également de la fièvre ou des problèmes nerveux tels que des bras ou des jambes faibles ou engourdis :

- Les rayons X aident à identifier les os fracturés ou d'autres problèmes avec votre colonne vertébrale. Ils peuvent parfois aider à trouver des problèmes dans le tissu conjonctif.
- Une IRM ou une tomodensitométrie peut montrer à votre médecin ce qui se passe avec des lésions des tissus mous, comme une hernie discale.
- Un électromyogramme (EMG) aide à détecter les lésions nerveuses et musculaires.

Mais il n'y a pas toujours de lien direct entre les résultats de ces tests et l'intensité de la douleur. Les tests d'imagerie ne sont généralement pas effectués lorsque c'est la première fois que vous avez mal au dos ou si votre dos vous fait mal parce que vous trop travaillé. La plupart des maux de dos qui commencent ne sont pas directement liés à la colonne vertébrale. Ces problèmes de dos sont surtout liés aux muscles du dos, la cause spécifique ne peut donc souvent pas être trouvée avec des études d'imagerie.

Premiers soins à la maison

Le moyen de base pour soulager une foulure ou une blessure mineure est de se reposer pendant 24 à 72 heures. Utilisez une poche de glace et un analgésique en vente libre comme l'aspirine, l'ibuprofène ou le naproxène. Une fois l'inflammation calmée, un coussin ou un sac chauffant peut aider à apaiser les muscles et le tissu conjonctif.

Quelques autres conseils à essayer

Gardez une bonne posture : Faites cela tout au long de la journée. Assurez-vous d'écouter votre corps. Si vous vous sentez courbaturé ou raide, changez votre posture et votre mécanique corporelle.

- Se redresser : On se sent mieux comme cela et on met le moins de stress sur le dos. Arquez votre dos et redressez-le cinq à 10 fois si vous vous sentez raide. Cela inclut lorsque vous conduisez.
- Prendre des pauses : Si vous pratiquez des passe-temps comme la courtepointe, la couture et le scrapbooking, faites souvent de petite pause. Changez de position et étirez-vous dans la direction opposée environ toutes les 20 minutes. Agenouillez-vous ou accroupissez-vous lorsque vous jardinez ou nettoyez.
- Étirez-vous régulièrement. Cela vous conduit à adopter une bonne posture. Essayez ces exercices d'étirement à la maison ou à votre bureau :

L'inclinaison pelvienne

Le but de cet exercice d'échauffement est d'amener votre dos et votre bassin dans la position neutre idéale, ce qui peut soulager la douleur et vous aider à améliorer les mouvements de tout le corps.

- Allongez-vous sur le sol, pliez les genoux et placez vos mains sur le bas de votre ventre. Votre dos peut se cambrer un peu.
- Contractez les muscles abdominaux. Imaginez que vous vouliez que le nombril touche la colonne vertébrale.
- Tirez légèrement vos hanches vers le haut, comme si vous essayiez de plonger votre bassin sous votre corps.
- Détendez le bas de votre dos. Maintenant, le dos est soutenu par les muscles abdominaux, avec une très légère courbure. C'est ainsi que la colonne vertébrale atteint une position neutre.
- Maintenez cette position pendant 10 secondes et revenez à la position initiale.
- Maintenant que vous savez à quoi ressemble la colonne vertébrale neutre, essayez de refaire ce mouvement dans les exercices qui suivent. Concentrez-vous sur votre respiration.

3

**Partie 3 : LES HABITUDES A ADOPTER
POUE NE PLUS EN SOUFFRIR**

ÉVITER D'ÊTRE SÉDENTAIRE

Saviez-vous que rester assis toute la journée est mauvais pour votre dos? (Bien-sûr que vous le savez) … En fait, c'est l'une des principales causes de maux de dos. Mener une vie sédentaire peut entraîner un certain nombre de problèmes de santé, notamment l'obésité, les maladies cardiaques et, oui, bien évidemment, les maux de dos. Si vous souffrez de maux de dos et de spasmes dans le bas du dos, la première étape consiste à apporter quelques changements à votre mode de vie. Nous discuterons ici des dangers d'un mode de vie sédentaire et de la façon dont vous pouvez commencer à bouger davantage pour améliorer votre santé.

Qu'est-ce qu'un mode de vie sédentaire ?

Un mode de vie sédentaire est un mode de vie dans lequel peu d'exercice physique est inclus et des activités telles que regarder la télévision, travailler devant un ordinateur ou lire prédominent, sans nécessiter beaucoup plus de consommation d'énergie que ce qui est nécessaire pour respirer. Il survient fréquemment dans les villes modernes où l'organisation a tendance à éviter l'effort physique, et chez les personnes qui se consacrent davantage aux activités intellectuelles.

Quelles conséquences peut-il avoir sur notre santé ?

Le manque d'activité physique constitue un grave problème de santé dans le monde, principalement dans les pays développés. Un mode de vie sédentaire est associé à un risque accru de maladies cardiovasculaires et à une mortalité accrue, toutes causes confondues. On sait qu'il prédispose aux maladies chroniques courantes telles que le surpoids, les maux de dos comme vous pouvez vous en douter, l'obésité, le diabète, les problèmes musculo-squelettiques, la fatigue due au besoin de marcher, de courir ou de faire des efforts en raison d'un manque de capacité aérobie, d'un taux de cholestérol élevé, du stress.

L'exercice physique semble réduire le risque de crise cardiaque, d'accident vasculaire cérébral, le développement du diabète, du cancer du côlon et du sein, l'hypertension artérielle, la dépression et prévenir les baisses d'immunité en améliorant les performances cognitives et la condition aérobie des personnes âgées.

Plusieurs études ont trouvé une association entre le niveau d'activité physique et divers résultats positifs, les avantages étant plus marqués à un niveau d'activité physique plus élevé.

Comment lutter contre la sédentarité

La meilleure façon de lutter contre la sédentarité est d'être *physiquement actif*. Le terme « Physiquement actif » est défini comme la contraction musculaire qui se traduit par un mouvement du corps avec consommation d'énergie. Cette définition comprend, entre autres, les activités ménagères, les activités physiques récréatives, les activités professionnelles et l'exercice physique. Cette dernière serait une forme d'activité physique planifiée, structurée et répétitive dont l'objectif est de maintenir ou d'améliorer la condition physique de l'individu.

Les personnes ayant un mode de vie sédentaire devraient commencer progressivement par de petites quantités d'activité physique au début, en augmentant la durée, la fréquence et l'intensité en fonction de leur condition. Les personnes à mobilité réduite doivent être aussi actives que leur état le permet pour éviter les problèmes d'équilibre.

A titre d'exemple, les directives d'activité physique en Amérique par exemple recommandent de faire au moins 150 minutes d'activité aérobie modérée (comme la marche rapide ou le nettoyage de la maison) ou 75 minutes d'activité physique vigoureuse (comme la course ou les pompes) par semaine pour être considéré comme non sédentaire. Cependant, il n'existe pas de prescription d'exercice unique pour tous les individus et celle-ci doit être personnalisée en fonction des risques et des capacités de chacun. Il est également raisonnable de promouvoir une activité accrue même si des objectifs spécifiques ne sont pas entièrement atteints en appliquant une approche personnalisée pour atteindre la persévérance et éviter les blessures associées.

La sédentarité affecte-t-elle les adolescents et les adultes de la même manière ?

Dans le monde, on estime qu'1 adulte sur 5 est sédentaire. Ceci est particulièrement fréquent dans les pays développés et chez les femmes, les personnes âgées et les personnes à faible revenu. Au manque d'activité physique régulière s'ajoute le temps consacré à des comportements sédentaires comme travailler sur un ordinateur ou regarder la télévision.

Comment la position assise peut avoir un impact sur votre dos

La plupart des gens associent la position assise au repos. Pour cette raison, ils pourraient être surpris de découvrir que trop rester assis est en fait une mauvaise chose. Pour commencer, la position assise peut affaiblir les muscles de votre dos et raidir les articulations.

Il est également important de noter que rester assis trop longtemps dans la même position peut entraîner une mauvaise posture, ce qui peut exercer une pression inutile sur votre colonne vertébrale. Au fil du temps, cela peut entraîner des maux de dos chroniques et d'autres problèmes, tels que des hernies discales. Si vous avez un travail de bureau ou si vous passez beaucoup de temps assis, assurez-vous de faire souvent des pauses et de vous déplacer pour garder votre dos en bonne santé.

Combien de temps devez-vous rester assis(e) alors ?

Avouons-le, la position assise fait partie intégrante de la vie quotidienne de nombreuses personnes, il serait donc être irréaliste d'éviter complètement de s'asseoir. Cependant, saviez-vous que selon des recherches, rester assis plus de quatre heures par jour peut augmenter jusqu'à 40 % le risque de décès prématuré.

C'est pourquoi il est si important de s'assurer que vous faites des pauses tout au long de la journée pour bouger et faire circuler votre sang.

Le simple fait de rester debout quelques minutes toutes les heures peut faire une grande différence. Donc, si vous vous retrouvez assis pendant de longues périodes, assurez-vous de faire une pause de temps en temps. Votre santé vous remerciera.

Existe-t-il un traitement pour les maux de dos causés par le mode de vie sédentaire ?

Il existe une variété de remèdes contre les maux de dos. Heureusement, il existe un certain nombre de traitements qui peuvent aider à soulager l'inconfort et à améliorer votre qualité de vie.

Tout d'abord, il est important de commencer à se déplacer plus fréquemment. Prendre des pauses pour se promener toutes les heures environ peut aider énormément. Parlons de certaines des autres choses que vous pouvez faire pour aider à soulager les maux de dos causés par une position assise prolongée.

Investissez dans une bonne chaise

S'il n'y a rien que vous puissiez faire au sujet de la durée pendant laquelle vous êtes assis, il y a quelque chose que vous pouvez faire au sujet de ce sur quoi vous êtes assis. S'asseoir sur une chaise qui n'offre pas un soutien adéquat peut aggraver la douleur existante et même entraîner de nouveaux problèmes. C'est pourquoi il est important d'investir dans une bonne chaise qui aidera à réduire les maux de dos.

Une chaise bien conçue fournira un soutien pour le bas du dos, aidant à maintenir un bon alignement et à prévenir les tensions sur les muscles et la colonne vertébrale. De plus, une bonne chaise sera réglable, vous pouvez donc la personnaliser pour l'adapter à votre corps et fournir le niveau de soutien optimal. Prendre le temps de trouver une chaise de qualité qui répond à vos besoins peut faire une grande différence dans votre confort et votre bien-être général.

La douleur et la tension dans la région lombaire du dos qui résultent d'un mode de vie sédentaire peuvent être soulagées en suivant quelques règles simples :

- Faites de petites pauses de quelques minutes environ toutes les demi-heures. Levez-vous, étirez-vous ou allez-vous promener. Si ce n'est pas possible, changez alors de position en vous penchant légèrement sur le côté, ce qui évitera les douleurs.

- Les exercices d'étirement soulagent grandement les douleurs lombaires et dorsales. Des chercheurs des États-Unis, de Malaisie et d'Iran ont découvert que seulement 15 minutes d'étirements quotidiens peuvent améliorer considérablement la flexibilité de votre corps et réduire les douleurs lombaires.
- Si la douleur dans le bas du dos est intense, utilisez alors une poche de glace ou une bouteille d'eau froide : le froid doit être appliqué pendant quelques minutes. Un coussin chauffant avec de l'eau tiède peut également aider.

La douleur persistante est une raison de consulter un médecin. Seul le médecin prescrira un examen, puis le traitement d'un mal de dos.

La pratique du yoga et des Pilates pour prévenir les maux de dos est recommandée pour les personnes qui travaillent à distance et qui ont la possibilité de bouger davantage dans la journée. Le yoga est une bonne prévention pour la santé de la colonne vertébrale, il détend et ses exercices peuvent être effectués à la maison.

FAITES DE L'ACTIVITE PHYSIQUE

Le mouvement peut être le meilleur remède pour soulager les maux de dos. Généralement, lorsqu'on a mal quelque part, nous évitons de bouger. Cependant, l'activité physique régulière est l'un des principaux moyens de soulager et de prévenir la douleur. Même si au début vous ressentez une petite gêne, vous ne devez pas arrêter de vous entraîner. L'activité physique aide à surmonter la raideur, à renforcer les muscles et à accélérer le processus de guérison. Des exercices simples peuvent aider à soulager les maux de dos. Retrouvez la joie de bouger, ne laissez pas la douleur vous gêner.

En marchant

Des études ont montré que les activités aérobique de faible intensité (comme la marche) peuvent aider à soulager les douleurs lombaires. Essayez de marcher plus : au travail (faites au moins une partie du chemin du retour à pied), au magasin, même à la maison. La marche renforce les muscles qui maintiennent le corps droit et améliore la stabilité de la colonne vertébrale.

Etirements du corps

Notre colonne vertébrale a besoin de mouvement, donc une faible activité physique peut exacerber les maux de dos. De simples exercices d'étirement pour les muscles du dos peuvent aider à soulager la douleur et rendre les muscles plus souples. Ne faites pas de mouvements brusques : les exercices ne doivent pas provoquer de douleur. Effectuez des exercices en position couchée sur une surface plane et dure. La colonne vertébrale humaine est en forme de S et se compose de 33 vertèbres. Elle protège le cerveau des commotions cérébrales lors de la marche et de la course.

Étirement des muscles du dos

- Allongez-vous sur le dos, tirez vos genoux contre votre poitrine
- Avancez votre tête vers vos genoux jusqu'à ce que vous sentiez un étirement agréable dans votre dos.
- Maintenez cette position pendant 20 à 30 secondes
- Répétez l'exercice 5 à 10 fois

Genou à la poitrine

Allongez-vous sur le dos, pliez les genoux, placez vos pieds sur le sol

Saisissez un genou avec vos mains et tirez-le doucement, aussi près que possible de votre poitrine.

Maintenez cette position pendant 20 à 30 secondes, répétez avec l'autre jambe

Répétez l'exercice 5 à 10 fois avec chaque jambe

Natation

La natation est bonne pour les problèmes de dos. Elle ne crée pratiquement pas de charge sur la colonne vertébrale et le dos, car l'eau soutient notre corps. Il est conseillé de prendre quelques leçons avec un entraîneur pour travailler la technique des mouvements, car certains styles de nage avec une mauvaise technique de nage peuvent créer une charge accrue sur le cou et les épaules.

Renforcement musculaire

Des exercices pour renforcer les muscles profonds du tronc, de l'abdomen, du dos et du bassin aident à soulager les maux de dos et à améliorer l'équilibre.

4 types de maux de dos et exercices pour aider à se débarrasser de la douleur

Les douleurs dans le dos et le bas du dos nécessitent avant tout le maintien d'une activité physique. Il est nécessaire, dans la mesure du possible, d'effectuer des exercices spéciaux. Il existe de nombreux exercices recommandés simples mais efficaces qui vous aideront à vous débarrasser de la douleur. La plupart d'entre eux ne nécessitent pas l'utilisation d'équipements spéciaux ou de simulateurs. Vous pouvez faire les exercices à la maison tout comme au travail.

Les douleurs mécaniques :

Jusqu'à 90% des maux de dos surviennent en raison de certaines positions ou mouvements, c'est-à-dire qu'ils sont de nature mécanique. Pour déterminer que la douleur est de nature mécanique, il faut répondre aux questions suivantes :

- La douleur dépend-elle d'une certaine position du corps ? Par exemple, la douleur augmente-t-elle en position assise ou lorsque le torse est incliné dans différentes directions ? Si la réponse est oui, alors la douleur est de nature mécanique.
- Existe-t-il une position dans laquelle la douleur disparaît ou diminue ? Si oui, alors la douleur est de nature mécanique.
- Pouvez-vous trouver une position dans laquelle la douleur diminue ou même disparaît ? Si la réponse à cette question est oui, votre douleur est probablement de nature plus mécanique.
- La douleur mécanique exclut la présence de fièvre, de perte de poids, de raideur dans la région vertébrale, et de douleurs articulaires.

Comment déterminer le type de douleur

Pour déterminer le type de douleur mécanique, il est nécessaire de trouver les positions du corps dans lesquelles les sensations de douleur s'intensifient ou s'atténuent. La définition du type de douleur s'effectue selon plusieurs critères :

- Là où la douleur est plus prononcée : dans le dos ou sur la jambe
- La douleur augmente-t-elle avec la flexion et l'extension du bas du dos ?
- S'agit-il d'une douleur alternée ou constante ? La première option signifie qu'une position indolore peut être trouvée.

Premier type de mal de dos :

Le premier type de mal de dos se caractérise par une douleur constante dans le bas du dos avec un caractère alterné. Il peut y avoir une gêne dans les jambes, mais pas en dessous de la zone des genoux. En position assise ou lorsque le corps est incliné vers l'avant, la douleur peut augmenter. Même attacher ses lacets peut apporter un grand inconfort. En règle générale, la douleur est plus tolérable en marchant qu'en position assise. Lorsque le corps est incliné vers l'arrière, le soulagement vient.

Test :

- Il faut s'allonger sur le ventre, tout en étirant les bras le long du corps ;
- Maintenez cette position pendant au moins 30 secondes ;
- Si la douleur ne se manifeste pas, gardez toujours la même position en mettant l'accent sur les coudes et attendez encore 30 secondes ;
- S'il n'y a toujours pas de douleur, posez plutôt les paumes sur le sol avec les bras tendus, en vous redressant un peu plus par la même occasion ;
- Si vous n'obtenez toujours pas de sensations désagréables dans cette position, il est nécessaire de répéter l'exercice cinq fois de plus. Si vous vous sentez beaucoup mieux et que la douleur a disparu, vous avez le premier type de mal de dos. Environ 60 à 70 % de toutes les lombalgies sont de ce type. Un facteur probable ayant déclenché ce mal de dos est le disque intervertébral.

Deuxième type de mal de dos

Le deuxième type de mal de dos provoque des douleurs prononcées dans le bas du dos. Dans le même temps, la douleur peut être transmise aux cuisses, jusqu'au genou. Cette douleur peut être très difficile à supporter. Elle s'atténue souvent lorsque le corps est incliné vers l'avant ou en position assise. La douleur augmente avec la déviation du corps vers l'arrière, lors de la marche ou d'une position debout prolongée.

Si vous effectuez le test précédent, il est fort probable que vous ayez augmenté la douleur ou l'inconfort que vous ressentez. La source de la douleur se situe dans les articulations intervertébrales.

Troisième type de mal de dos

Le troisième type se caractérise par la manifestation de douleurs dans la jambe, encore plus que dans le bas du dos. On pourrait même parler de douleurs dans les jambes plus que dans le dos. La douleur devient plus fréquente lors de la flexion du corps ou en position assise. En période aiguë, chaque mouvement peut augmenter l'inconfort.

Je ne cesserai de le répéter tout au long de ce livre, si en plus des symptômes que je viens de citer, vous notez une faiblesse musculaire, une sensation d'engourdissement, ainsi que des problèmes de miction, consultez immédiatement un médecin. Ce type de douleur est typique de l'irritation de la racine nerveuse par une hernie discale ou une sciatique.

Quatrième type de mal de dos

Le quatrième type de douleur se caractérise par une douleur intense dans les jambes, une sensation constante de lourdeur, de faiblesse, d'engourdissement. Il y a plus souvent des sensations désagréables lors de la marche. Ces sensations peuvent sembler s'atténuer en position assise ou lorsque le corps est incliné vers l'avant.

Ce type de douleur est courant chez les personnes âgées. Le rétrécissement du canal rachidien, ou sténose, est la cause de la maladie.

Les exercices à faire pour lutter contre ces maux

Les exercices contre le mal de dos sont divisés en trois étapes :

- Réduire la douleur ou l'éliminer. Il vaut la peine de choisir un programme d'exercices en fonction du type de douleur.
- Restaurer la mobilité de la colonne vertébrale ;
- Renforcer les muscles, améliorer la forme physique et la mobilité de la colonne vertébrale. Peut être utilisé comme prophylaxie supplémentaire.

Les principes de base du contrôle de la douleur dans la période aiguë sont assez simples : éviter les positions et les mouvements qui causent ou augmentent la douleur et privilégier l'exécution de mouvements (exercices) qui réduisent la douleur.

Exercices pour le premier type de mal de dos

Allongez-vous sur le ventre, puis maintenez cette position pendant 2-3 minutes. S'il n'y a pas de douleur, levez les coudes et restez allongé(e) dans cette position pendant 2-3 minutes. Appuyez-vous sur vos paumes, redressez la partie supérieure du corps, tout en pliant la colonne vertébrale. Effectuez 10 à 15 répétitions. L'intervalle entre les exercices est de 1 à 2 heures.

Exercices pour le deuxième type de mal de dos

En position assise, vous devez vous pencher en avant et vous asseoir ainsi pendant 2-3 minutes ; Ensuite, maintenez cette position mais cette fois-ci en prenant appui sur vos talons (votre poids ne repose plus sur la chaise) et tendez vos bras vers l'avant ; Maintenant, allongé(e) sur le dos, inclinez votre bassin. Il faut s'allonger de manière à ce qu'un bras puisse passer entre le bas du dos et vos membres inférieurs. Il est nécessaire de tendre les muscles abdominaux et d'abaisser le bassin. Effleurez le sol avec le bas du dos et maintenez la position jusqu'à 10 secondes. Répétez l'exercice 12 à 15 fois ; En position couchée, tenez fermement vos jambes et tirez à tour de rôle pour ramener votre genou vers la poitrine.

Allongé sur le dos, et les pieds à plat sur le sol, placez vos mains derrière votre tête et soulevez le haut de votre corps vers vos jambes. Essayez de garder cette position pendant 20 secondes.

Exercices pour le troisième type de mal de dos

Vous pouvez vous allonger sur le dos et poser vos pieds sur un petit tabouret. Ceci n'est pas un exercice en soi mais adoptez souvent cette position lorsque vous vous allongez. La nuit, allongez-vous sur le dos en pliant les genoux et en ramenant les pieds au niveau de l'articulation de la hanche. Vous pouvez aussi mettre un rouleau ou un coussin sous le bas de votre dos pour le surélever ; restez dans cette position pendant 20-30s, rallongez-vous complètement puis reprenez autant de fois que vous pouvez.

Exercices pour le quatrième type de mal de dos

Pour un groupe de personnes souffrant du quatrième type de douleur, les exercices doivent être effectués comme pour le type 2. Cela vaut également la peine de faire un exercice de flexion et d'extension du bas du dos. Agenouillez-vous sur le sol et placez vos mains à plat sur le sol devant vous. Gardez vos mains à la largeur des épaules et vos genoux directement sous vos hanches. Inspirez profondément en arrondissant le bas de votre dos et en levant la tête, en inclinant votre bassin.

Expirez profondément et rentrez votre abdomen, en cambrant votre colonne vertébrale et en abaissant votre tête et votre bassin comme un « chat ». Ensuite redressez-vous. Répétez ce processus 10 à 15 fois par jour.

Posture antalgique contre les maux de dos aigus

Pendant la période d'exacerbation de la douleur, l'accent est mis sur le maintien d'une posture dite antalgique, c'est-à-dire le maintien d'une position du corps dans laquelle la douleur est minime, ce qui est particulièrement important pendant le sommeil, la nuit. Le plus souvent, il peut s'agir d'une position sur le côté avec les jambes à moitié fléchies, ou sur le dos avec genoux fléchis et un rouleau sous les articulations des genoux.

EVITER LE STRESS DANS VOTRE QUOTIDIEN

L'accélération du rythme de la vie moderne peut entraîner une augmentation significative de la charge physique, mentale et émotionnelle d'une personne, en raison des problèmes quotidiens, des relations interpersonnelles, du contenu de l'activité professionnelle et de la surcharge d'informations. Très souvent, une personne doit être dans un état de stress émotionnel, éprouver un sentiment d'anxiété accrue, é, de doute de soi. De tels états s'accompagnent souvent non seulement d'un déséquilibre mental, mais également d'un certain nombre de changements négatifs dans le fonctionnement des mécanismes physiologiques du corps humain.

Les exigences de la vie créent du stress, et même si un peu de stress peut être bon, trop de stress peut causer des problèmes de santé.

Le terme « stress » désigne un état de tension dans le corps d'une personne en tant que réaction protectrice à divers facteurs défavorables (froid, famine, traumatisme physique et mental, etc.)".

À la base, le stress est une réponse du corps humain au surmenage, aux émotions négatives et positives. Pendant le stress, le corps humain produit l'adrénaline, une hormone qui vous fait chercher une issue. Tout le monde a besoin de stress en petites quantités, car cela fait réfléchir, chercher une issue au problème, et dans ce cas, cela a une signification positive. Mais d'un autre côté, s'il y a trop de stress, le corps s'affaiblit, perd de sa force, sa capacité à résoudre des problèmes et peut provoquer des maladies graves. Le stress peut être classé de façons suivantes :

- Positif et le négatif : selon le degré de coloration émotionnelle.
- À court terme et à long terme (ou aigu et chronique) : selon la durée.
- Physiologique et psychologique : ces derniers, à leur tour, sont divisés en informationnel et émotionnel en raison de la cause de l'événement.

Les sources de stress peuvent être :

- **Externe** : déménagement dans un nouveau lieu de résidence, changement d'emploi, décès d'un être cher, divorce, problèmes quotidiens liés à des problèmes d'argent, respect des obligations à une certaine date, conflits, relations familiales, manque de sommeil.
- **Interne** : révision des valeurs et des croyances de la vie, changement de l'estime de soi personnelle, etc.

Les causes et les facteurs à l'origine du stress sont variés et nombreux :

- Changements de vie (vacances, nouvel emploi, mariage, divorce, etc.) ;
- Toute émotion forte ;
- Fatigue ;
- Blessure physique, chirurgie, maladie ;
- Bruit ;
- Changements brusques de température, etc.

Les changements de toute nature, même positifs, nous obligent à nous adapter aux nouvelles circonstances. Mais avec toute la variété d'expériences et de situations de choc qui se produisent dans nos vies, la réaction du corps à tout stress est essentiellement la même, des processus biochimiques sont relâchés dans le corps, dont le but est de faire face à une situation extrême. Au fil du temps, l'effet des facteurs de stress se résume et s'accumule. Plus il y en aura dans nos vies durant cette période, plus le niveau de notre stress sera élevé.

La réaction protectrice de l'organisme face à l'action continue ou répétée de l'agent stressant passe par trois étapes distinctes.

- *la première étape* : une réaction d'alarme (en réponse à une irritation, quelle que soit sa nature), tous les systèmes du corps sont activés.

- *la deuxième étape* : l'étape de résistance, le corps commence à s'adapter à l'action continue du facteur de stress.
- *la troisième étape* : la phase d'épuisement, se produit avec une exposition prolongée à un facteur de stress. L'énergie nécessaire à l'adaptation est épuisée, la résistance globale du corps chute fortement. Si aucune aide n'est fournie pendant cette période, le stade d'épuisement peut même entraîner une maladie grave.

Les symptômes de stress et conséquences possibles

Les symptômes peuvent augmenter progressivement ou apparaître soudainement, en quelques minutes. Des crises d'anxiété, de panique, qui ne durent généralement pas longtemps, apparaissent, se présentent sous la forme d'explosions émotionnelles, accompagnées d'un sentiment d'horreur et de réactions du corps telles qu'une augmentation du rythme cardiaque et de la transpiration. L'anxiété se développe généralement progressivement. Les symptômes peuvent également inclure des tensions musculaires, de la fatigue, de l'irritabilité, de l'impatience, des insomnies ou des troubles du sommeil, des difficultés de concentration, des sautes d'humeur ou, à l'inverse, une surexcitation, de la colère, des troubles de la mémoire, une fatigue accrue, etc.

Le stress est le principal facteur de risque de survenue et d'exacerbation de nombreuses maladies : maladies du dos, cardiovasculaires (infarctus du myocarde, angine de poitrine, hypertension), gastro-intestinales (gastrite, ulcère peptique de l'estomac et du duodénum), diminution de l'immunité. Des effets stressants à long terme entraînent des réactions négatives. Par conséquent, un stress psychologique prolongé, la dépression peut également entraîner des maladies.

Le traitement du stress par des médicaments n'est indiqué que sur ordonnance. Selon l'état du patient, le médecin peut prescrire des sédatifs (médicaments qui réduisent la tension nerveuse et l'excitation, ainsi que les sentiments de peur) ou des tranquillisants (médicaments qui aident à soulager le stress émotionnel).

Moyens et principes pour surmonter le stress

Chacun de nous a un niveau de stress différent, qui est déterminé par des facteurs héréditaires et autres, et un niveau différent d'attitude et de réponse au stress.

Différentes personnes réagissent au stress de différentes manières : certaines commencent à ingérer une quantité incroyable de nourriture quand ils sont stressés, d'autres perdent complètement l'appétit ; certains ont du mal à s'endormir la nuit, tandis que d'autres souffrent de somnolence même pendant la journée. Les principes de base de la gestion du stress comprennent :

- *La distraction d'une situation stressante* : si le problème qui engendre le stress fait une forte impression sur une personne et après cela, elle continue à y penser, alors ce faisant, elle "reste coincée" dans une situation stressante et ne réfléchit pas à la façon de résoudre le problème, mais s'inquiète plutôt constamment des événements qui se sont produits. Pour vous distraire d'une situation stressante, vous devez penser à d'autres choses liées à des sensations et expériences agréables (repos, événement agréable, réalisations personnelles).
- *Réduire la signification subjective de l'événement qui a causé le stress* : reconsidérez votre attitude face à ce qui s'est passé selon le principe : "Ce qui a été fait est pour le mieux ...".
- *Comportement actif* : ne pas garder en soi les sentiments et les émotions qui ont provoqué le stress, mais rejeter l'énergie accumulée en faisant de petites actions simples histoire de penser à autre chose (par exemple : laver une fenêtre le un sol avec, nettoyer la vaisselle même si elle est propre, etc.) ; ainsi que faire du sport, jouer au football, au volley-ball, etc…
- *La capacité à se détendre* : le stress provoque une tension générale et une augmentation de la fréquence des ondes cérébrales. La relaxation, au contraire, réduit leur fréquence, ce qui entraîne une diminution du niveau d'excitation du système nerveux central.
- *La pensée positive* : une façon de penser positive et les émotions positives associées de gentillesse, d'amour, de joie est le principal outil personnel pour assurer la santé et le bien-être.

Voici d'autres façons de soulager le stress et de promouvoir la santé mentale :

- Dans toutes les situations, vous devez rester optimiste.
- Efforcez -vous d'une organisation raisonnable dans la vie, le travail, la vie.
- Apprenez à vous dire non aux gens pour ne pas vous trouvez dans une situation embarrassante plus tard
- Apprenez à profiter de la vie
- Ne soyez pas maximaliste
- Ne fouillez pas dans votre passé et surtout évitez de ressasser le passé concernant ce que vous n'avez pas fait ou ce que vous avez mal fait.
- Observez le bon régime alimentaire, dormez et reposez-vous.
- N'abusez pas de l'alcool, évitez les mauvaises habitudes.
- Au besoin, ralentissez le rythme de vie et revoyez certaines positions de vie.

Rappelez-vous ! Il est impossible d'éliminer complètement les situations stressantes de la vie, mais vous pouvez vivre et travailler de manière à minimiser leur nombre, minimiser leurs conséquences et ainsi maintenir votre santé pendant de nombreuses années.

Stress et maux de dos

Les problèmes financiers, les longues semaines de travail et les problèmes médicaux caractérisent les angoisses courantes et le stress quotidien. Un stress prolongé peut devenir chronique, entraînant une tension musculaire parfois ressentie comme un cou ou un dos raide et endolori. Et ainsi, le stress peut entraîner des douleurs au dos.

Passez un examen médical

Parlez à votre médecin du stress que vous ressentez depuis quelques temps. Parfois, les effets secondaires des médicaments (sur ordonnance ou en vente libre), des produits à base de plantes ou d'autres suppléments peuvent provoquer de l'agitation, de l'insomnie, de l'anxiété et des sentiments de stress. Si la douleur au dos est sévère, votre médecin peut vous suggérer une thérapie physique. La physiothérapie combine des traitements non invasifs pour soulager la douleur avec des exercices thérapeutiques, une correction de la posture et une mécanique corporelle préventive.

Envisagez une thérapie par la parole avec un psychologue ou un groupe de soutien.

Bougez Beaucoup

Certaines positions de yoga et certains mouvements de relaxation aident à réduire le stress et à étirer les muscles. Le Viniyoga allie respiration et mouvement pour apaiser le corps et l'esprit. Contrairement aux autres formes de yoga, les mouvements du Viniyoga sont moins précis et adaptés à la condition physique unique de la personne. Discutez avec votre médecin de la possibilité d'essayer le yoga ou d'autres étirements pour soulager le stress et les maux de dos. La natation combinée à un sauna ou à un bain de vapeur peut aider à soulager la douleur induite par le stress. Faites des pauses d'étirement fréquentes pour détendre les muscles tendus du cou ou du dos. Vous pouvez aussi faire une petite promenade à la pause ou à l'heure du déjeuner pour stimuler votre circulation et réduire le stress.

Apprenez à vous détendre

Des compresses froides et chaudes peuvent aider à soulager les douleurs au cou et au dos liées au stress. Enveloppez un sac de glace et un sac chaud (ou une bouteille d'eau chaude) individuellement dans des serviettes.

Appliquez sur le sac de glace sur la zone douloureuse pendant 10 minutes puis la compresse chaude pendant 5 minutes. Alternez plusieurs fois. Le massage et l'aromathérapie sont des traitements de spa anti-stress que vous pouvez faire à la maison. Demandez à un ami ou à votre partenaire de masser doucement les muscles endoloris du cou et du dos. Les huiles de massage aromatiques contenant de l'eucalyptus peuvent aider à soulager les douleurs musculaires. Essayez la méditation pour soulager le stress. Certaines pratiques de méditation se concentrent sur la respiration permettent de calmer un esprit préoccupé. Les techniques de visualisation pour réduire le stress combinent parfois l'imagerie avec des exercices de respiration.

Mangez bien

Rendez les repas moins stressants. Choisissez des aliments nourrissants, mangez lentement et savourez chaque bouchée. Soyez conscient de la quantité de nourriture mangez. Le café contenant de la caféine, le cola et les autres boissons contribuent peu à réduire le stress ou à favoriser un sommeil réparateur. Évitez le vin rouge la nuit car il peut rendre difficile l'endormissement. Une bonne nuit de sommeil ou une sieste l'après-midi peuvent aider à soulager le stress.

Votre alimentation affecte tous les aspects de votre santé, y compris votre santé mentale. Des études montrent que les personnes qui suivent un régime riche en aliments ultra-transformés et en sucres ajoutés sont plus susceptibles de ressentir des niveaux de stress plus élevés. Être stressé de manière chronique peut vous amener à trop manger et à rechercher des aliments très appétissants, ce qui peut nuire à votre santé et à votre humeur en général. De plus, ne pas manger suffisamment d'aliments entiers riches en nutriments peut augmenter votre risque de carences en nutriments essentiels à la régulation du stress et de l'humeur, tels que le magnésium et les vitamines B. Minimiser votre consommation d'aliments et de boissons hautement transformés et manger davantage d'aliments entiers tels que des légumes, des fruits, des haricots, du poisson, des noix et des graines peut vous aider à vous assurer que votre corps est correctement nourri. Cela, peut améliorer votre résilience au stress.

Suivre un régime riche en nutriments et limiter les aliments ultra-transformés peut fournir à votre corps les nutriments dont il a besoin pour une santé optimale et réduire votre risque de carences en nutriments qui aident à réguler le stress.

N'oubliez pas ! Vous ne pourrez peut-être pas contrôler les facteurs de stress de la vie, mais ne laissez pas les exigences de la vie quotidienne interférer avec votre santé. Incorporez des exercices, des techniques de relaxation et des aliments sains à votre routine pour maîtriser le stress et aider à prévenir les douleurs au cou ou au dos.

Pratiquez le yoga

Le yoga est une pratique corps-esprit qui combine des postures physiques, une respiration contrôlée et de la méditation ou de la relaxation. Le yoga peut aider à réduire le stress, à abaisser la tension artérielle et à ralentir votre rythme cardiaque. Et presque tout le monde peut le faire. Le yoga est considéré comme l'un des nombreux types d'approches de médecine complémentaire et intégrative. Le yoga rassemble des disciplines physiques et mentales qui peuvent vous aider à atteindre la paix de l'esprit et du corps. Cela peut vous aider à vous détendre et à gérer le stress et l'anxiété. Le yoga a de nombreux styles, différentes formes et intensités.

Le hatha yoga, en particulier, peut être une bonne option pour gérer le stress. Hatha est l'un des styles de yoga les plus courants, et les débutants peuvent l'apprécier car son rythme est plus lent et ses mouvements plus faciles. Mais la plupart des gens peuvent bénéficier de n'importe quel style de yoga. Cela a à voir avec vos préférences.

Les composants de base du hatha yoga et de la plupart des cours de yoga en général sont les suivants :

- *Postures :* Les poses de yoga, également appelées postures, sont une série de mouvements conçus pour améliorer la force et la flexibilité. Les poses vont du simple au difficile. Dans une pose simple, vous vous allongez sur le sol et vous vous détendez complètement. Une posture difficile peut vous faire vous étirer jusqu'à vos limites physiques.
- *Respiration* : Le contrôle de la respiration est une partie importante du yoga. Le yoga enseigne que le contrôle de votre respiration peut vous aider à contrôler votre corps et à apaiser votre esprit.
- *Méditation ou relaxation* : Dans le yoga, vous pouvez intégrer la méditation ou la relaxation. La méditation peut vous aider à apprendre à être plus attentif et conscient du moment présent sans jugement.

Les bienfaits du yoga sur la santé

- *Réduction du stress* : Dans différentes études, il a été démontré que le yoga aide à réduire le stress et l'anxiété. Le yoga peut améliorer votre humeur et votre sentiment général de bien-être. Il peut également vous aider à gérer les symptômes de dépression et d'anxiété qui résultent de situations difficiles. J'insiste sur le fait que le yoga est une très bonne méthode pour gérer le stress et je vous le recommande à 100 %. Pratiquez le yoga et observez par vous- même les résultats qui se produiront.
- *Meilleure condition physique* : La pratique du yoga peut améliorer l'équilibre, la flexibilité, l'amplitude des mouvements et la force.
- *Gestion des maladies chroniques* : Le yoga peut aider à réduire les facteurs de risque de maladies chroniques, telles que les maladies cardiaques et l'hypertension artérielle et bien sûr les maladies du dos et de la colonne vertébrale. Le yoga peut également aider à contrôler les douleurs lombaires, les douleurs au cou et les symptômes de la ménopause.

Minimisez l'utilisation du téléphone et le temps d'écran

Les smartphones, les ordinateurs et les tablettes font partie intégrante de la vie quotidienne de nombreuses personnes.

Bien que ces appareils soient souvent nécessaires, leur utilisation trop fréquente peut augmenter le niveau de stress.

Un certain nombre d'études ont établi un lien entre l'utilisation excessive d'un smartphone et des niveaux accrus de stress et de troubles de santé mentale. Cela peut paraître fou mais c'est vrai. Passer trop de temps devant les écrans en général est alors associé à un bien-être psychologique plus faible et à des niveaux de stress accrus chez les adultes et les enfants. De plus, le temps passé devant un écran peut affecter négativement le sommeil, ce qui peut également entraîner une augmentation des niveaux de stress. Minimiser le temps passé devant un écran peut aider à réduire le stress et à améliorer le sommeil des enfants et des adultes.

Envisagez des compléments alimentaires

Plusieurs vitamines et minéraux jouent un rôle important dans la réponse au stress et la régulation de l'humeur de votre corps. Ainsi, une carence en un ou plusieurs nutriments peut affecter votre santé mentale et votre capacité à faire face au stress.

De plus, certaines études montrent que certains compléments alimentaires peuvent aider à réduire le stress et à améliorer l'humeur. Par exemple, lorsque vous êtes chroniquement stressé, vos niveaux de magnésium peuvent s'épuiser. Étant donné que ce minéral joue un rôle important dans la réponse au stress de votre corps, il est important de vous assurer que vous en consommez suffisamment chaque jour. Il a été démontré que la supplémentation en magnésium améliore le stress chez les personnes souffrant de stress chronique. Une étude de 8 semaines menée auprès de 264 personnes à faible teneur en magnésium a révélé que la prise quotidienne de 300 mg de ce minéral aidait à réduire les niveaux de stress. L'association de cette dose de magnésium à la vitamine B6 a été encore plus efficace. Cependant, les compléments alimentaires peuvent ne pas être appropriés ou sans danger pour tout le monde. Consultez un professionnel de la santé si vous souhaitez utiliser des compléments alimentaires pour vous aider à soulager le stress.

Certains éléments peuvent réduire les niveaux de stress, notamment le magnésium, la L-théanine, la rhodiola et les vitamines B.

Prenez soin de vous

Réserver du temps pour prendre soin de soi peut aider à réduire votre niveau de stress. Vous pouvez prendre ces petits exemples en compte :

- Aller se promener dehors
- Prendre un bon bain relaxant
- Allumer des bougies
- Lire un bon livre
- Faire de l'exercice
- Préparer un repas sain
- Faire des étirements avant de se coucher
- Se faire masser
- Pratiquer un hobby

- Utiliser un diffuseur aux senteurs apaisantes

Des études montrent que les personnes qui prennent soin d'elles-mêmes signalent des niveaux de stress inférieurs et une meilleure qualité de vie, tandis qu'un manque de soins personnels est associé à un risque plus élevé de stress et d'épuisement professionnel. Prendre du temps pour soi est essentiel pour vivre une vie saine. Ceci est particulièrement important pour les personnes qui ont tendance à être très stressées, notamment les infirmières, les médecins, les enseignants et les aides-soignants. Les soins personnels ne doivent pas nécessairement être élaborés ou compliqués. Cela signifie simplement veiller à votre bien-être et à votre bonheur. L'exposition à certains parfums via des bougies ou des huiles essentielles peut être particulièrement apaisante. Voici quelques parfums relaxants :

- Lavande
- Rose
- Vétiver
- Bergamote
- Camomille romaine
- Néroli
- Encens
- Bois de santal
- Oranger ou fleur d'oranger
- Géranium

Utiliser des senteurs pour stimuler votre humeur s'appelle l'aromathérapie. Plusieurs études suggèrent que l'aromathérapie peut diminuer l'anxiété et améliorer le sommeil. Prendre soin de soi est un élément important de la gestion du stress. Quelques stratégies simples que vous voudrez peut-être essayer sont le yoga, allumer des bougies, prendre des bains et lire un bon livre.

Réduisez votre consommation de caféine

La caféine est un produit chimique présent dans le café, le thé, le chocolat et les boissons énergisantes qui stimule votre système nerveux central. En consommer trop, peut aggraver et augmenter les sentiments d'anxiété.

De plus, la surconsommation de caféine peut nuire à votre sommeil. À son tour, cela peut augmenter les symptômes de stress et d'anxiété. Les gens ont des seuils différents pour la quantité de caféine qu'ils peuvent tolérer. Si vous remarquez que la caféine vous rend nerveux ou anxieux, envisagez de réduire votre consommation en remplaçant le café ou les boissons énergisantes par de la tisane ou de l'eau décaféinée. Bien que de nombreuses études montrent que le café est bon pour la santé avec modération, il est recommandé de limiter la consommation de caféine à moins de 400 mg par jour, ce qui équivaut à 4 à 5 tasses de café. Néanmoins, les personnes sensibles à la caféine peuvent ressentir une anxiété et un stress accrus après avoir consommé beaucoup moins de caféine que cela, il est donc important de tenir compte de votre tolérance individuelle.

Passez du temps avec vos amis et votre famille

Le soutien social de vos amis et de votre famille peut vous aider à traverser des périodes stressantes et à faire face au stress.

Avoir un système de soutien social est important pour votre santé mentale globale. Si vous vous sentez seul et que vous n'avez pas d'amis ou de famille sur qui compter, les groupes de soutien social peuvent vous aider. Envisagez de rejoindre un club ou une équipe sportive ou de faire du bénévolat pour une cause qui vous tient à cœur. Avoir des liens sociaux solides peut vous aider à traverser des périodes stressantes et est important pour le bien-être mental général.

Créez des limites et apprenez à dire non

Tous les facteurs de stress ne sont pas sous votre contrôle, mais certains le sont. Trop en demander à votre corps et à votre mental peut augmenter votre charge de stress et limiter le temps que vous pouvez consacrer à vos soins personnels. Prendre le contrôle de votre vie personnelle peut aider à réduire le stress et à protéger votre santé mentale.

Une façon de le faire peut-être de dire « non » plus souvent. Cela est particulièrement vrai si vous vous retrouvez à assumer plus que ce que vous pouvez gérer, car jongler avec de nombreuses responsabilités peut vous donner l'impression d'être dépassé. Être sélectif sur ce que vous entreprenez et dire « non » aux choses qui vous procureront des charges mentales inutiles peut réduire votre niveau de stress. De plus, créer des limites, en particulier avec les personnes qui augmentent votre niveau de stress est un moyen sain de protéger votre bien-être.

Il est important de créer des limites saines dans votre vie en refusant d'assumer plus que ce que vous pouvez gérer. Dire « non » est une façon de contrôler vos facteurs de stress.

Apprenez à éviter la procrastination

Une autre façon de contrôler votre stress est de garder le contrôle de vos priorités et d'éviter de procrastiner.

La procrastination peut nuire à votre productivité et vous forcer à vous rattraper. Cela peut causer du stress, ce qui affecte négativement votre santé et la qualité de votre sommeil. Une étude menée auprès de 140 étudiants en médecine en Chine a établi un lien entre la procrastination et l'augmentation des niveaux de stress. L'étude a également associé la procrastination et les réactions de stress retardées à des styles parentaux plus négatifs, y compris la punition et le rejet.

Si vous procrastinez régulièrement, il peut être utile de prendre l'habitude de faire une liste de choses à faire organisée par priorité. Donnez-vous des délais réalistes et progressez dans la liste. Respectez les délais que vous vous êtes fixé et accordez-vous du temps. Passer d'une tâche à l'autre ou effectuer plusieurs tâches à la fois peut être stressant en soi. Si vous procrastinez régulièrement, Utiliser une liste de choses à faire et s'y conformer peut vous aider à éviter le stress associé.

Prenez des cours de yoga

Le yoga est devenu une méthode populaire d'exercice physique et de soulagement du stress parmi tous les groupes d'âge. Bien que les styles de yoga diffèrent, la plupart partagent un objectif commun : joindre votre corps et votre esprit en augmentant la conscience et le bien-être du corps.

Plusieurs études montrent que le yoga aide à réduire le stress et les symptômes d'anxiété et de dépression. De plus, il peut favoriser le bien-être psychologique. Ces avantages semblent être liés à son effet sur le système nerveux et la réponse au stress. Le yoga peut aider à réduire les niveaux de cortisol, la pression artérielle et la fréquence cardiaque tout en augmentant les niveaux d'acide gamma-aminobutyrique, un neurotransmetteur faible chez les personnes souffrant de troubles de l'humeur.

AYEZ UNE BONNE HYGIENE DE VIE

De bonnes habitudes de vie peuvent vous aider à éviter les maladies en général et à améliorer votre qualité de vie. Les étapes suivantes vous aideront à vous sentir mieux et à mieux vivre.

Faites de l'exercice régulièrement et contrôlez votre poids

L'activité physique est définie comme tout mouvement corporel produit par les muscles squelettiques qui nécessite une dépense énergétique. Cela comprend l'exercice et les activités entreprises en travaillant, en jouant, en effectuant des tâches ménagères, en voyageant et en se livrant à des activités récréatives. Le niveau d'activité physique dont vous avez besoin dépend de votre groupe d'âge, mais les adultes âgés de 18 à 64 ans devraient faire au moins 150 minutes d'activité physique d'intensité modérée tout au long de la semaine. Vous pouvez augmenter votre activité physique à 300 minutes par semaine pour des bienfaits supplémentaires pour la santé.

L'exercice physique est un facteur clé pour rester en bonne santé. L'exercice physique renforce les os, le cœur et les poumons, tonifie les muscles, améliore la vitalité, soulage la dépression et aide à mieux dormir.

Parlez à votre médecin avant de commencer un programme d'exercice si vous avez en plus douleurs au dos, des problèmes de santé tels que l'obésité, l'hypertension artérielle ou le diabète. Cela permet de s'assurer que les exercices que vous faites sont sûrs et que vous en tirez le meilleur parti. L'exercice physique régulier vous fera vous sentir tellement mieux et est essentiel pour rester en bonne santé. Et heureusement, il est possible de faire de l'exercice à l'intérieur, même si vous n'avez pas un grand espace chez vous. Essayez des cours en ligne ou des entraînements vidéo, dont beaucoup sont disponibles gratuitement.

Il existe des cours ou sessions disponibles qui ont été spécialement conçus pour les personnes qui aimeraient brûler des calories en douceur dans leur salon sans aucun équipement. Faites l'expérience jusqu'à ce que vous en trouviez un qui fonctionne pour vous.

Vous pouvez faire des activités physiques à l'extérieur autant que vous le souhaitez, alors profitez-en au maximum avec une marche rapide ou même une course. Une heure d'exercice modéré trois fois par semaine pourrait faire une énorme différence pour votre niveau de forme physique.

Ne fumez pas ou essayez d'arrêter si vous avez déjà commencé

Le tabagisme est la principale cause évitable de décès en France. Un décès sur 5 chaque année est le résultat direct ou indirect du tabagisme. L'exposition indirecte à la fumée de cigarette peut provoquer un cancer du poumon chez les non-fumeurs aussi. L'exposition indirecte à cette fumée est également liée aux maladies cardiaques.

Fumer du tabac provoque des maladies non transmissibles telles que les maladies pulmonaires, les maladies cardiaques et les accidents vasculaires cérébraux. Le tabac tue non seulement les fumeurs directs, mais aussi les non-fumeurs par exposition secondaire.

Si vous fumez actuellement, il n'est pas trop tard pour arrêter. Une fois que vous le ferez, vous ressentirez des bienfaits immédiats et à long terme pour la santé. Si vous n'êtes pas fumeur, c'est super ! Ne le faites sous aucun prétexte et battez-vous pour votre droit de respirer un air sans tabac.

Il n'est jamais trop tard pour arrêter de fumer. Discutez avec votre médecin de médicaments et de programmes qui peuvent vous aider à arrêter de fumer.

Ne buvez pas beaucoup d'alcool ou évitez complètement l'alcool si vous avez des antécédents d'alcoolisme

La consommation d'alcool modifie de nombreuses fonctions cérébrales. Elle affecte en premier lieu les émotions, la pensée et le jugement. Avec l'ingestion continue d'alcool, le contrôle moteur est affecté, produisant des troubles de l'élocution, des réactions plus lentes et une perte d'équilibre. Avoir une plus grande quantité de graisse corporelle et boire à jeun accélère les effets de l'alcool. L'alcoolisme peut entraîner des maladies telles que :

- Maladies du foie et du pancréas
- Cancer et autres maladies de l'œsophage et du tube digestif
- Maladies du myocarde
- Dommages cérébraux

Important : Evitez à tout prix de boire de l'alcool pendant la grossesse. L'alcool peut nuire gravement au fœtus et entraîner le syndrome d'alcoolisation fœtale.

Si vous êtes parents, n'hésitez pas à parler à vos enfants des effets dangereux de l'alcool. Parlez à votre médecin si vous ou un de vos proches avez un problème d'alcool.

Il n'y a pas de niveau sécuritaire pour boire de l'alcool. La consommation d'alcool peut entraîner des problèmes de santé tels que des troubles mentaux et comportementaux, y compris la dépendance à l'alcool, des maladies non transmissibles majeures telles que la cirrhose du foie, certains cancers et maladies cardiaques, ainsi que des blessures résultant de la violence et des affrontements causés par les effets de l'alcool.

Utilisez les médicaments prescrits par votre médecin

Les médicaments affectent les gens de différentes manières. Informez toujours votre médecin de tous les médicaments que vous prenez, y compris les médicaments en vente libre et les vitamines.

Les interactions médicamenteuses peuvent être dangereuses : Les personnes âgées doivent faire très attention aux interactions lorsqu'elles prennent de nombreux médicaments. Tous vos médecins, si vous en avez plusieurs, devraient connaître tous les médicaments que vous prenez. Emportez la liste avec vous lorsque vous vous rendez pour des examens et des traitements.

Évitez de boire de l'alcool pendant que vous prenez des médicaments, car cela peut causer de graves problèmes. La combinaison d'alcool et de tranquillisants ou d'analgésiques peut être très nocive. Les femmes enceintes ne doivent pas prendre de médicaments sans consulter leur médecin, y compris les médicaments en vente libre. Le fœtus est le plus sensible aux dommages causés par les médicaments au cours des 3 premiers mois. Dites à votre médecin si vous avez pris des médicaments avant de tomber enceinte.

Prenez toujours les médicaments tels que prescrits. Prendre n'importe quel médicament d'une manière autre que celle prescrite ou en prendre trop peut causer de graves problèmes de santé et est considéré comme une toxicomanie. L'abus et la dépendance ne sont pas seulement associés aux drogues « illicites ». Les médicaments légaux tels que les laxatifs, les analgésiques, les vaporisateurs nasaux, les pilules amaigrissantes et les médicaments contre la toux peuvent également être utilisés à mauvais escient. La dépendance est définie comme l'utilisation continue d'une substance même si vous rencontrez des problèmes liés à votre consommation. Le simple fait d'avoir besoin d'un médicament (comme un analgésique ou un antidépresseur) et de le prendre tel que prescrit n'est pas une dépendance.

Ayez une alimentation saine et équilibrée

Bien manger est l'une des meilleures façons de prendre soin de sa santé. Beaucoup de gens sous-estiment l'importance d'une alimentation saine, mais une bonne nutrition peut tout améliorer, de votre niveau d'énergie à votre santé mentale.

Une alimentation saine est également cruciale pour la santé de votre système immunitaire, qui est plus important que jamais.

Plus votre système immunitaire est fort, meilleures sont vos chances de combattre des maladies lorsque vous les contractez. Essayez de faire des choix sains dans la mesure du possible, mangez beaucoup de fruits et de légumes et ne mangez pas sans réfléchir. Votre corps et votre esprit vous en remercieront. Une alimentation équilibrée est importante pour une bonne santé. Choisissez des aliments à faible teneur en gras saturés et gras trans, ainsi qu'à faible teneur en cholestérol. Les graisses consommées doivent représenter moins de 30 % de votre apport énergétique total. Cela aidera à prévenir la prise de poids malsaine et les maladies non transmissibles. Il existe différents types de graisses, mais les graisses insaturées sont préférables aux graisses saturées et aux graisses trans. L'OMS recommande de réduire les graisses saturées à moins de 10 % de l'apport énergétique total ; réduire les gras trans à moins de 1 % de l'apport énergétique total ; et remplacer les graisses saturées et les graisses trans par des graisses insaturées. Essayez aussi de réduire votre consommation de sucre, de sel (sodium) et d'alcool.

Les graisses insaturées les plus recommandées se trouvent dans le poisson, l'avocat et les noix, ainsi que dans les huiles de tournesol, de soja, de canola et d'olive ; les graisses saturées se trouvent dans la viande grasse, le beurre, l'huile de palme et de noix de coco, la crème, le fromage; et les gras trans se trouvent dans les aliments cuits au four et frits, ainsi que dans les collations et les aliments préemballés, comme les pizzas surgelées, les biscuits, les huiles de cuisson et les tartinades.

L'obésité est un grave problème de santé et est souvent causé par une mauvaise alimentation. L'excès de graisse corporelle peut mettre à rude épreuve votre cœur, vos os et vos muscles. Il peut également augmenter le risque d'hypertension artérielle, d'accident vasculaire cérébral, de varices, de cancer du sein et de maladie de la vésicule biliaire. L'obésité peut être causée par le fait de trop manger et de consommer des aliments malsains. Le manque d'exercice y joue également un rôle. Des antécédents familiaux peuvent également être un risque pour certaines personnes. Consommer d'importantes quantités de sodium, peut vous exposer à un risque d'hypertension artérielle, qui à son tour augmente le risque de maladie cardiaque et d'accident vasculaire cérébral.

La plupart des gens obtiennent leur apport en sodium grâce au sel. Réduisez votre consommation de sel à 5 g par jour, ce qui équivaut à environ une cuillère à café. Il est plus facile de le faire en limitant la quantité de sel, de sauce soja, de sauce de poisson et d'autres condiments riches en sodium lors de la préparation des repas ; enlevez le sel, les assaisonnements et les condiments de votre table de repas ; évitez les collations salées ; et choisissez des produits à faible teneur en sodium.

Mangez plus de fibres, que l'on trouve dans les fruits, les légumes, les légumineuses, les produits à grains entiers et les noix.

Mangez une combinaison de différents aliments, y compris des fruits, des légumes, des légumineuses, des noix et des grains entiers. Les adultes devraient manger au moins cinq portions (400 g) de fruits et légumes par jour. Vous pouvez améliorer votre consommation de fruits et légumes en incluant toujours des légumes dans votre repas ; vous pouvez par exemple : manger des fruits et légumes frais comme collations ; manger une variété de fruits et légumes.

En mangeant sainement, vous réduisez votre risque de malnutrition et de maladies non transmissibles telles que le diabète, les maladies cardiaques, les accidents vasculaires cérébraux et le cancer.

D'autre part, consommer des quantités excessives de sucres augmente le risque de carie dentaire et de prise de poids malsaine. Chez l'adulte comme chez l'enfant, l'apport en sucres libres doit être réduit à moins de 10 % de l'apport énergétique total. Cela équivaut à 50g soit environ 12 cuillères à café pour un adulte. L'OMS recommande de consommer moins de 5% de l'apport énergétique total pour des avantages supplémentaires pour la santé. Vous pouvez réduire votre consommation de sucre en limitant la consommation de collations sucrées, de bonbons et de boissons sucrées.

Prenez des repas réguliers

Sauter le petit-déjeuner ou le déjeuner peut vraiment affecter votre capacité à vous concentrer et à travailler de manière productive. Vous pourriez avoir des maux de tête ou vous sentir très lent.

La plupart de nos routines peuvent être perturbées par de petits changements dans notre vie, y compris les heures de repas, mais essayez de vous en tenir à des horaires réguliers et de faire une pause appropriée pour le déjeuner chaque fois que possible.

Il a été démontré que manger à des heures irrégulières et de façon démesurée votre perturbe votre système digestif, ce qui peut affecter la santé de tout votre corps, sans parler de votre estomac.

Prenez soin de vos dents

Vous vous demandez sûrement (les dents ont quoi à voir avec les maux de dos ? ainsi que ce que je viens de citer plus haut ?), Eh bien, nous parlons ici d'hygiène de vie en général et donc de toutes les bonnes pratiques pour garder un corps en bonne santé. Une bonne hygiène dentaire est très importante et peut vous aider à garder vos dents et vos gencives en bonne santé toute votre vie. Il est aussi important que les enfants acquièrent de bonnes habitudes dentaires dès leur plus jeune âge. Pour avoir une bonne hygiène dentaire :

- Brossez-vous les dents deux fois par jour et passez la soie dentaire quotidiennement
- Utilisez un dentifrice au fluor
- Obtenez des examens dentaires réguliers
- Limitez votre consommation de sucre
- Utilisez une brosse à dents à poils souples
- Demandez à votre dentiste de vous montrer les bonnes façons de vous brosser les dents et d'utiliser la soie dentaire

La gestion du stress est importante

Le stress est normal. Cela peut être un excellent facteur de motivation et cela fonctionne dans certains cas. Cependant, trop de stress peut entraîner des problèmes de santé tels que l'insomnie, les maux d'estomac, l'anxiété et les sautes d'humeur.

Apprenez à reconnaître les facteurs les plus susceptibles de causer du stress dans votre vie. Vous ne pourrez peut-être pas éviter tout stress, mais connaître la source peut vous aider à garder le contrôle. Plus vous sentez que vous avez le contrôle sur votre vie, moins le stress causera des dommages dans votre vie.

Vérifiez régulièrement votre tension artérielle

L'hypertension artérielle, est appelée un "tueur silencieux". En effet, de nombreuses personnes souffrant d'hypertension peuvent ne pas être conscientes du problème car elles peuvent ne présenter aucun symptôme. Si elle n'est pas contrôlée, l'hypertension peut entraîner des maladies cardiaques, cérébrales, rénales et autres. Faites vérifier régulièrement votre tension artérielle par un agent de santé afin de rester bien informé sur votre état de santé. Si votre tension artérielle est élevée, demandez l'avis d'un agent de santé. Ceci est essentiel dans la prévention et le contrôle de l'hypertension.

Faites-vous dépister

Se faire dépister est une étape importante pour connaître son état de santé, notamment en ce qui concerne le VIH, l'hépatite B, les infections sexuellement transmissibles et la tuberculose. Non traitées, ces maladies peuvent entraîner de graves complications. Connaître votre statut signifie que vous saurez comment continuer à prévenir ces maladies ou, si vous découvrez que vous êtes séropositif, obtenir les soins et le traitement dont vous avez besoin. Alors, rendez-vous dans un établissement de santé public ou privé, où vous vous sentez à l'aise, pour vous faire dépister.

Faites-vous vacciner

La vaccination est l'un des moyens les plus efficaces de prévenir les maladies. Les vaccins fonctionnent avec les défenses naturelles de votre corps pour renforcer la protection contre des maladies comme la diphtérie, l'hépatite B, la grippe, la rougeole, les oreillons, la pneumonie, la poliomyélite, la rage, la rubéole, le tétanos, la typhoïde et la fièvre jaune. Des vaccins gratuits sont souvent fournis aux enfants de 1 an et moins dans le cadre de programmes de vaccination systématique du ministère de la Santé. Si vous êtes un adolescent ou un adulte, vous pouvez demander à votre médecin si vous souhaitez vérifier votre statut vaccinal ou si vous souhaitez vous faire vacciner.

Parlez à quelqu'un en qui vous avez confiance si vous vous sentez déprimé

La dépression est une maladie courante dans le monde avec plus de 260 millions de personnes touchées. La dépression peut se manifester de différentes manières : elle peut vous faire vous sentir désespéré ou sans valeur, ou vous faire avoir des pensées négatives et dérangeantes ou encore même, vous emmener à avoir des sentiments de douleur accablant. Tout cela pour vous dire que la dépression peut vraiment être ravageante dans votre vie. Si vous vivez cela, rappelez-vous que vous n'êtes pas seul. Parlez à quelqu'un en qui vous avez confiance, comme un membre de votre famille, un ami, un collègue ou un professionnel de la santé mentale, de ce que vous ressentez.

Pratiquer des rapports sexuels protégés

Prendre soin de votre santé sexuelle est important pour votre santé et votre bien-être en général. Pratiquez des rapports sexuels protégés pour prévenir le VIH et d'autres infections sexuellement transmissibles comme la gonorrhée et la syphilis. Il existe des mesures de prévention disponibles telles que la prophylaxie et des préservatifs qui vous protégeront du VIH et d'autres IST.

Couvrez-vous la bouche lorsque vous toussez ou éternuez

Les maladies telles que la grippe, la pneumonie et la tuberculose se transmettent par voie aérienne. Lorsqu'une personne infectée tousse ou éternue, des agents infectieux peuvent être transmis à d'autres par des gouttelettes en suspension dans l'air.

Lorsque vous sentez une toux ou un éternuement arriver, assurez-vous d'avoir couvert votre bouche avec un masque facial ou utilisez un mouchoir, puis jetez-le soigneusement. Si vous n'avez pas de mouchoir à proximité lorsque vous toussez ou éternuez, couvrez-vous autant que possible la bouche avec le creux (ou l'intérieur) de votre coude.

Ne buvez que de l'eau potable

Boire de l'eau insalubre peut entraîner des maladies d'origine hydrique telles que le l'hépatite A, la typhoïde et la poliomyélite. Dans ce monde, au moins 2 milliards de personnes utilisent encore des sources d'eau potable contaminée. Vérifiez auprès de votre concessionnaire d'eau et de votre station de remplissage d'eau pour vous assurer que l'eau que vous buvez est salubre. Dans un environnement où vous n'êtes pas sûr de votre source d'eau, faites bouillir votre eau pendant au moins une minute. Cela détruira les organismes nuisibles dans l'eau. Laissez refroidir naturellement avant de boire.

Prenez des antibiotiques uniquement comme prescrit

La résistance aux antibiotiques est l'une des plus grandes menaces pour la santé publique de notre génération. Lorsque les antibiotiques perdent leur pouvoir, les infections bactériennes deviennent plus difficiles à traiter, entraînant des coûts médicaux plus élevés, des séjours hospitaliers prolongés. Les antibiotiques perdent leur pouvoir en raison d'une mauvaise utilisation et d'une utilisation excessive. Assurez-vous de ne prendre des antibiotiques que s'ils sont prescrits par un professionnel de la santé qualifié. Et une fois prescrit, complétez les jours de traitement comme indiqué.

Préparez correctement vos aliments

Des aliments contenant des bactéries, des virus, des parasites ou des substances chimiques nocives peuvent causer de nombreuses maladies, allant de la diarrhée aux cancers.

Lorsque vous achetez de la nourriture, vérifiez les étiquettes ou le produit lui-même pour vous assurer qu'il peut être consommé sans danger. Si vous préparez des aliments, assurez-vous de suivre les cinq clés pour une alimentation plus sûre :

- Rester propre
- Séparer le cru et le cuit
- Bien cuire
- Conserver les aliments à des températures sécuritaires
- Utiliser de l'eau et des matières premières sûres

Faites des contrôles de santé réguliers

Des contrôles réguliers peuvent aider à détecter les problèmes de santé avant qu'ils ne surviennent. Les professionnels de la santé peuvent aider à détecter et à diagnostiquer les problèmes de santé tôt, lorsque vos chances de traitement et de guérison sont meilleures. Rendez-vous dans l'établissement de santé le plus proche pour faire tous les tests et analyses qui vous sont accessibles afin de détecter le plus tôt possible de potentiels problèmes de santé

Maintenir un mode de vie sain

Si vous cherchez à maintenir un mode de vie sain, de petits changements sont la meilleure façon de commencer. En période de stress et d'incertitude, il est facile de tomber dans de mauvaises habitudes et de négliger les routines saines que nous avons établies. Le maintien d'un mode de vie sain prendra soin de votre corps ainsi que de votre esprit, vous rendant beaucoup mieux équipé pour faire face aux difficultés posées par les effets des maladies.

Restez hydraté

Boire suffisamment d'eau est un élément crucial d'une vie saine. Des études montrent que boire suffisamment d'eau peut vous aider à perdre du poids, à penser plus clairement et à éviter le stress, parmi de nombreux autres avantages. Il est généralement recommandé de boire six à huit verres de liquides (l'eau est la meilleure des boissons) chaque jour. Bien que les gens parlent souvent de l'eau, la plupart des boissons non alcoolisées comptent aussi. Donc, si vous ne buvez pas beaucoup d'eau, vous pouvez toutefois vous hydrater avec du thé, des jus de fruits naturels et d'autres boissons à faible teneur en sucre. Il est important de se rappeler que les jus de fruits et de légumes et les smoothies, bien qu'ils contiennent des nutriments, sont également riches en sucre. Vous ne devriez en boire qu'environ 150 ml par jour.

Si le stress vous pousse à vous tourner vers les aliments salés et gras ou vous pousse à trop manger, Sachez que n'êtes pas seul, c'est une réaction normale mais c'est à vous de décider de ne pas devenir dépendant ou une marionnette du stress qui vous ronge. Certaines personnes essayent de gérer leur anxiété avec de l'alcool ou des cigarettes. Ces habitudes peuvent toutes offrir un soulagement temporaire, mais à long terme, elles vous feront juste vous sentir plus mal. Ne vous privez pas complètement, mais essayez de vous en tenir à des choix sains pour une vie saine et débordante de santé.

Dormez bien

Le sommeil est souvent l'une des premières choses à souffrir du changement de nos routines. Faites de votre mieux pour respecter des heures de sommeil régulières et pour vous assurer que vous dormez toujours entre 7 et 9 heures par nuit.

Dormir suffisamment améliore votre santé globale et assure votre bien-être mental.

Des études ont montré que bien dormir peut vous rendre plus heureux, améliorer votre mémoire, améliorer votre forme physique et vous aider à maintenir un poids santé.

Une bonne nuit de sommeil peut également renforcer votre système immunitaire. Parfois, vous aurez de mauvaises journées, vous vous sentirez nul ou vous ferez de mauvais choix. Ce n'est pas la fin du monde. Personne n'est parfait et le changement ne se fait pas du jour au lendemain. Vous avez le droit d'avoir des périodes difficiles dans votre vie, cela ne doit pas être un motif pour vous priver de sommeil pendant des semaines sous prétexte que vous êtes pensif ou stressé. Alors essayez d'y aller doucement avec vous-même. Cependant, si vous avez vraiment du mal à passer ces périodes difficiles, vous devriez en parler à quelqu'un. Si vous n'avez pas d'amis proches ou de membres de votre famille à contacter pendant cette période, trouvez des personnes à qui parler en recherchant des forums, des groupes d'aide en ligne ou d'autres personnes qui souhaitent échanger. Si vous pensez avoir besoin d'une aide professionnelle, ne laissez pas la situation vous empêcher de tendre la main. De nombreux spécialistes de la santé sont disponibles pour offrir des conseils à distance.

CONCLUSION

Cher(ère) lecteur(trice),

Je tiens à vous remercier pour avoir parcouru ce livre dédié au mal de dos. Votre intérêt pour ce sujet montre à quel point vous accordez de l'importance à votre santé et votre bien-être.

Le mal de dos est un problème qui touche de nombreuses personnes, mais il est souvent sous-estimé. Grâce à ce guide, nous avons souhaité vous fournir des informations précieuses et des conseils pratiques pour vous aider à soulager vos douleurs dorsales et à retrouver une vie sans douleur.

Au cours de ce livre, nous avons examiné en détail les causes les plus courantes de douleurs dorsales et nous avons exploré divers traitements et thérapies pour les traiter efficacement. Nous espérons que ces informations vous ont permis de mieux comprendre votre condition et de prendre des mesures appropriées pour améliorer votre qualité de vie.

Votre santé mentale et votre bien-être général sont également étroitement liés à votre dos, c'est pourquoi il est essentiel de ne pas négliger les signaux d'alarme que votre corps vous envoie. En appliquant les conseils préventifs et en adoptant une approche proactive pour renforcer vos muscles dorsaux et abdominaux, vous pourrez réduire considérablement le risque de douleurs dorsales à l'avenir.

N'oubliez jamais que votre dos mérite toute votre attention et vos soins. Prendre soin de lui aura des répercussions positives sur votre vie quotidienne, vous permettant de profiter pleinement des activités que vous aimez sans être entravé par des douleurs débilitantes.

Je vous encourage à continuer à explorer différentes thérapies et traitements adaptés à votre situation, et à consulter un professionnel de la santé si nécessaire. La clé réside dans votre engagement à entretenir votre dos et à préserver votre bien-être général.

Je vous incite à faire de votre santé une priorité et à intégrer ces connaissances dans votre quotidien. Le mal de dos n'est pas une fatalité, et avec les bonnes habitudes et les soins appropriés, vous pouvez le surmonter et profiter pleinement de chaque instant de votre vie.

Prenez soin de vous, prenez soin de votre dos, et votre corps vous en sera reconnaissant tout au long de votre parcours. Merci encore pour votre lecture et votre engagement envers votre propre bien-être. Bonne route vers une vie sans douleur et épanouissante !

Léa Vitaleco

<u>Suivez-nous sur Facebook Ivy Edition</u>

www.ingramcontent.com/pod-product-compliance
Lightning Source LLC
Chambersburg PA
CBHW070904260726

48661CB00004B/1597